Soumya Suresh Naik
Sindhu Sudhakar Kumararama
Shwetha Kumari Poovani

Próteses sobre implantes

Soumya Suresh Naik
Sindhu Sudhakar Kumararama
Shwetha Kumari Poovani

Próteses sobre implantes

Opções protéticas em Implantodontia

ScienciaScripts

Imprint

Any brand names and product names mentioned in this book are subject to trademark, brand or patent protection and are trademarks or registered trademarks of their respective holders. The use of brand names, product names, common names, trade names, product descriptions etc. even without a particular marking in this work is in no way to be construed to mean that such names may be regarded as unrestricted in respect of trademark and brand protection legislation and could thus be used by anyone.

Cover image: www.ingimage.com

This book is a translation from the original published under ISBN 978-620-7-80672-0.

Publisher:
Sciencia Scripts
is a trademark of
Dodo Books Indian Ocean Ltd. and OmniScriptum S.R.L publishing group

120 High Road, East Finchley, London, N2 9ED, United Kingdom
Str. Armeneasca 28/1, office 1, Chisinau MD-2012, Republic of Moldova, Europe
Printed at: see last page
ISBN: 978-620-8-05335-2

Índice

<u>INTRODUÇÃO</u>

O objetivo da medicina dentária moderna é restaurar o contorno normal, a função, o conforto, a estética, a fala e a saúde, independentemente da atrofia, doença ou lesão do sistema estomatognático.[1] Estão disponíveis várias modalidades de tratamento para substituir dentes em falta, dependendo do número e da condição dos dentes restantes, do espaço disponível, da adequação do suporte ósseo, do custo e dos desejos do paciente. A prótese dentária fixa suportada por implantes provou ser uma modalidade de tratamento eficaz. [2]

Os implantes têm sido utilizados para suportar próteses dentárias durante muitas décadas, mas nem sempre gozaram de uma reputação favorável. Esta situação mudou drasticamente com o desenvolvimento dos implantes dentários endósseos osseointegrados.[3]

A substituição de dentes em falta através da utilização de próteses implanto-suportadas tornou-se uma opção de tratamento eficiente e aceitável, tanto para pacientes parcial como completamente desdentados[4]

Vários factores estão diretamente relacionados com o comportamento biomecânico do conjunto implante-prótese, tais como a localização, a inclinação e a profundidade do implante no osso. Estes factores estão também relacionados com o desenho, o comprimento e o diâmetro dos implantes, bem como com a inclinação das cúspides e a plataforma oclusal das coroas protéticas.[4]

O tipo de reconstrução protética pode variar desde a substituição de um único dente, no caso de uma dentadura parcial, até à reconstrução da arcada completa, no caso de um indivíduo desdentado. Os implantes que suportam sobredentaduras podem apresentar problemas específicos com o controlo da carga, uma vez que podem ser suportados em grande parte pela mucosa, totalmente suportados por implantes ou uma combinação dos dois.[5]

O objetivo da prótese sobre implantes é restaurar a função, a estética e o conforto de indivíduos que perderam um ou mais dentes. Os implantes dentários funcionam como raízes dentárias artificiais que são colocadas cirurgicamente no maxilar, proporcionando uma base estável para a fixação de dentes protéticos ou aparelhos dentários. Seguem-se alguns objectivos e benefícios específicos da prótese sobre implantes:

<u>Substituição de dentes em falta:</u> As próteses suportadas por implantes são utilizadas para substituir os dentes em falta, quer se trate de um único dente, de vários dentes ou mesmo de uma arcada dentária completa. Isto ajuda a restaurar a capacidade de mastigar, falar e sorrir com confiança. Preservação da estrutura óssea: Os implantes dentários ajudam a preservar a estrutura óssea do maxilar, estimulando o tecido ósseo circundante, o que pode evitar a perda óssea que ocorre frequentemente após a perda de dentes.

<u>Estabilidade e função melhoradas:</u> Ao contrário das dentaduras ou pontes tradicionais, as próteses suportadas por implantes estão firmemente ancoradas no maxilar, proporcionando estabilidade e evitando movimentos ou deslizes durante actividades como comer e falar. Estética melhorada: As próteses implanto-suportadas são concebidas para se assemelharem aos dentes naturais em termos de cor, forma e textura, resultando num sorriso e numa aparência

facial mais naturais. Solução a longo prazo: Com cuidados e manutenção adequados, os implantes dentários podem durar muitos anos, oferecendo uma solução a longo prazo para a substituição de dentes

em comparação com outras opções que podem necessitar de substituição ou ajuste ao longo do tempo. Melhoria da saúde oral: As próteses implanto-suportadas são fáceis de limpar e manter, contribuindo para uma melhor higiene oral e saúde oral geral[5]

Em geral, as restaurações suportadas por implantes são uma óptima forma de substituir dentes em falta. As coroas, pontes e dentaduras são os três tipos de próteses dentárias que podem ser utilizadas em coordenação com os implantes dentários. Cada tipo de prótese é utilizado para substituir dentes em falta, mas variam em termos do número de dentes que podem substituir e da forma como são fixados ao implante dentário. No entanto, todas as três próteses são fortes e estáveis, têm um aspeto e toque naturais e podem ser utilizadas para substituir um ou mais dentes[6]

A prótese sobre implantes apresenta duas opções principais para a substituição de dentes: a prótese sobre implantes simples e a prótese sobre implantes múltiplos. A prótese de implante único centra-se na substituição de um único dente em falta, oferecendo vantagens como a preservação dos dentes adjacentes, a estimulação do crescimento ósseo e uma estética perfeita. Por outro lado, a prótese de implantes múltiplos aborda a substituição de vários dentes em falta, proporcionando maior estabilidade, funcionalidade e estética através de uma distribuição uniforme da força e da preservação óssea. Ambas as opções contribuem para melhorar a saúde oral, a confiança e a qualidade de vida, sendo que a escolha depende da extensão da perda dentária e dos objectivos individuais do tratamento.

As sobredentaduras suportadas por implantes oferecem várias vantagens em relação às próteses completas convencionais. Estas incluem uma maior estabilidade e retenção devido à ancoragem a implantes dentários, o que leva a uma maior eficiência e conforto na mastigação. Além disso, as sobredentaduras implanto-suportadas preservam a estrutura óssea, promovem uma melhor clareza da fala e apresentam uma durabilidade a longo prazo. Os pacientes sentem uma maior auto-confiança e uma melhor qualidade de vida global com estas próteses. Em geral, as sobredentaduras implanto-suportadas constituem uma alternativa superior às próteses completas convencionais, oferecendo benefícios em termos de estabilidade, funcionalidade, preservação óssea, conforto, discurso e autoestima.

DEFINIÇÃO

<u>IMPLANTE DENTÁRIO</u>:

Dispositivo protético de material aloplástico implantado nos tecidos orais sob a camada mucosa e periosteal e sobre/ou dentro do osso para fornecer retenção e suporte para uma prótese fixa ou removível, uma substância que é colocada dentro e sobre o osso maxilar para suportar uma prótese fixa ou removível.[7]

<u>OSTEOINTEGRAÇÃO</u>:

A aparente ligação ou conexão direta dos tecidos ósseos a um material inerte e aloplástico sem tecido conjuntivo interveniente O processo e a aparente conexão direta resultante de uma superfície de material exógeno e os tecidos ósseos do hospedeiro, sem a presença de tecido conjuntivo fibroso interveniente A interface entre o material aloplástico e o osso.[7]

HISTÓRIA

Primeiras tentativas: O conceito de próteses implanto-suportadas pode ser rastreado até à antiguidade, com evidências de implantes dentários rudimentares encontrados nas civilizações egípcia e maia. Estas primeiras tentativas envolviam normalmente a utilização de materiais como o marfim ou a madeira para substituir os dentes em falta.

Século XIX: No século XIX, investigadores e dentistas começaram a fazer experiências com vários materiais para implantes dentários, incluindo ouro, platina e ligas como o irídio. No entanto, estas primeiras tentativas falharam frequentemente devido a problemas como a rejeição do material e a falta de osseointegração (a fusão do implante com o osso circundante).

Década de 1950-1960: A era moderna dos implantes dentários começou em meados do século XX com o trabalho do cirurgião ortopédico sueco Dr. Per-Ingvar Brânemark. Nas décadas de 1950 e 1960, Brânemark descobriu a osseointegração enquanto realizava investigação sobre a cicatrização e regeneração óssea. Observou que o titânio, um metal biocompatível, podia integrar-se no tecido ósseo sem ser rejeitado pelo corpo.

Década de 1970-1980: Com base no trabalho de Brânemark, a implantologia dentária começou a ganhar força nos

Décadas de 1970 e 1980. Os avanços no design dos implantes, nos tratamentos de superfície e nas técnicas cirúrgicas melhoraram as taxas de sucesso dos implantes dentários. Durante este período, a utilização de próteses implanto-suportadas para substituições de um único dente tornou-se mais comum.

1990s: A década de 1990 assistiu a um maior aperfeiçoamento dos sistemas e técnicas de implantes. Os fabricantes de implantes introduziram inovações, tais como implantes cónicos, revestimentos de superfície melhorados para melhorar a osteointegração e tecnologias de desenho assistido por computador/fabrico assistido por computador (AD/CAM) para a colocação precisa de implantes e fabrico de próteses.

Anos 2000 até à atualidade: No século XXI, a implantologia dentária continuou a evoluir rapidamente. Verificou-se uma mudança para procedimentos cirúrgicos minimamente invasivos, colocação guiada de implantes utilizando exames de tomografia computorizada de feixe cónico (CBCT) e o desenvolvimento de fluxos de trabalho digitais para o planeamento de implantes e desenho de restaurações. Além disso, os avanços na ciência dos materiais levaram à introdução de novos materiais de implantes, como a zircónia, que oferecem benefícios estéticos e uma excelente biocompatibilidade[8]

Próteses retidas por implantes: Juntamente com os avanços na tecnologia de implantes, também se registaram desenvolvimentos significativos nos componentes protéticos. As coroas, pontes e próteses suportadas por implantes tornaram-se mais personalizáveis, duradouras e realistas, graças às inovações nos materiais e processos de fabrico. A tecnologia CAD/CAM permite a personalização precisa das restaurações protéticas para obter um ajuste e uma estética óptimos.

Tempos antigos: Em civilizações antigas, como a egípcia, a maia e a romana, eram utilizadas formas rudimentares de implantes dentários, muitas vezes envolvendo materiais como marfim, metais ou conchas para substituir dentes em falta. Embora estas primeiras tentativas demonstrassem uma compreensão rudimentar, faltava-lhes o conhecimento da osseointegração, crucial para o sucesso a longo prazo dos implantes.

Século XVIII-XIX: Durante este período, foram experimentados vários materiais, incluindo ouro, platina e ligas, para implantes dentários. No entanto, eram comuns elevadas taxas de insucesso devido a problemas como infeção, rejeição e fraca estabilidade dos implantes. A falta de compreensão da biologia óssea e dos processos de cicatrização impediu o progresso.

Meados do século XX: O avanço veio com o trabalho do cirurgião ortopédico sueco Dr. Per-Ingvar Brânemark nas décadas de 1950 e 1960. Descobriu a osseointegração - a ligação estrutural e funcional direta entre o osso vivo e a superfície de um implante artificial de suporte de carga. Esta descoberta revolucionou a implantologia dentária.

Final do século XX: O desenho dos implantes, os materiais e as técnicas cirúrgicas continuaram a melhorar, conduzindo a taxas de sucesso mais elevadas e a uma maior aceitação dos implantes dentários como uma opção de tratamento fiável para a substituição de dentes. O titânio surgiu como o material preferido devido à sua biocompatibilidade e capacidade de integração com o osso

Século XXI: O século XXI assistiu a rápidos avanços na implantologia dentária, impulsionados pela digitalização, pela ciência dos biomateriais e pelas tecnologias de desenho/fabrico assistido por computador (CAD/CAM). A tomografia computorizada de feixe cónico (CBCT) permitiu um diagnóstico e planeamento de tratamento precisos, enquanto o CAD/CAM facilitou o fabrico de componentes de implantes e próteses personalizados.

Técnicas minimamente invasivas: Tem havido uma mudança para técnicas cirúrgicas minimamente invasivas, incluindo cirurgia sem retalho e colocação guiada de implantes, reduzindo o desconforto do paciente e acelerando a cicatrização.

Materiais biocompatíveis: Para além do titânio, materiais mais recentes como a zircónia ganharam atenção pelo seu apelo estético e biocompatibilidade, particularmente nos casos em que a estética é primordial.

Medicina dentária digital: Os fluxos de trabalho digitais permitem o planeamento virtual do tratamento, a impressão em 3D de guias cirúrgicos e componentes protéticos e a colocação precisa de implantes, conduzindo a melhores resultados e à satisfação dos pacientes.

Próteses suportadas por implantes: Atualmente, as próteses implanto-suportadas apresentam-se sob várias formas, incluindo implantes de um único dente, pontes suportadas por implantes e próteses suportadas por implantes de arcada completa. Estas próteses oferecem uma função, estabilidade e estética superiores em comparação com as próteses removíveis tradicionais[8]

REVISÃO DA LITERATURA

Neste estudo, Rajan M et all apresentam um processo abrangente para o fabrico e colocação de uma coroa de cerâmica ametal num pilar de implante dentário. O procedimento envolve a realização de uma moldagem inicial utilizando um conjunto de coifa de transferência indireta com a técnica de moldagem em moldeira fechada. Em seguida, é efectuado um molde com pedra tipo IV, seguido da fixação de um pilar de encaixe por fricção ao análogo do implante. É efectuada a preparação do pilar para receber a coroa metalo-cerâmica. Uma chave de parafusos hexagonal é posicionada para manter o canal de acesso ao parafuso, e é criado um padrão de cera para a coroa e fundido com uma liga de ouro metalo-cerâmica de alta nobreza. O ajuste da fundição é verificado intra-oralmente antes da aplicação da cerâmica, com o canal de acesso ao parafuso oclusal mantido aberto. A coroa é utilizada como um dispositivo de reposicionamento para aparafusar o pilar ao implante, com o parafuso do pilar apertado e torcido através do canal de acesso ao parafuso aberto. Finalmente, a coroa é cimentada com um cimento definitivo, como fosfato de zinco, ionómero de vidro ou cimento de resina, o excesso de cimento é

removido, o canal do parafuso é fechado com guta-percha e a superfície oclusal é
selado com compósito para acabamento[9]

Stievenart M et al efectuaram um estudo em que os primeiros 10 pacientes foram submetidos a um procedimento de duas fases, os 10 pacientes seguintes beneficiaram de um procedimento cirúrgico de uma fase e um deles foi submetido a uma cirurgia guiada sem retalho com Nobelguide em desenvolvimento e função imediata. O mesmo protocolo de perfuração cirúrgica, de acordo com o procedimento de Branemark, foi aplicado a todos os pacientes. Com exceção de um paciente que perdeu três implantes, 18 pacientes receberam uma ponte fixa de implantes Procera e outro uma sobredentadura retida por uma barra aparafusada fixada nos quatro implantes zigomáticos. Embora os procedimentos de aumento ósseo, como os enxertos onlay e os enxertos sinusais, sejam populares e estejam bem documentados, o procedimento com quatro implantes zigomáticos resulta em menos morbilidade, menores atrasos entre a reconstrução anatómica e a reabilitação funcional e pode proporcionar uma carga imediata ou precoce com função imediata. Quatro implantes zigomáticos e uma ponte fixa parecem ser uma técnica valiosa para a reabilitação de maxilas extremamente reabsorvidas.[10]

Ferreira EJ et all relataram a reabilitação simultânea de um paciente edêntulo com um implante híbrido (zigomático e implantes convencionais) all-on-four suportado por implantes

para a maxila e uma prótese standard (implantes convencionais) suportada por implantes all-on-four para a mandíbula. A moldagem de transferência foi efectuada com uma guia multifuncional e as próteses superior e inferior foram colocadas 24 horas após a cirurgia. Os exames clínicos e radiográficos não revelaram qualquer infeção ou reabsorção óssea 2 anos depois. A reabilitação simultânea da maxila e da mandíbula com carga imediata all-on-four é uma opção viável, rápida e eficaz para pacientes edêntulos.[11]

D'Agostino Antonio,Este relatório descreve a reabilitação protética suportada por implantes bem sucedida de um paciente que foi submetido a uma maxilectomia bilateral subtotal devido a um carcinoma oral de células escamosas, resultando num grande defeito que liga a cavidade oral à nasofossa. Foi utilizada uma abordagem inovadora, utilizando uma prótese obturadora suportada por apenas 3 implantes de zigoma devido à extensa perda óssea. Apesar dos graves défices de fala e deglutição, o paciente obteve uma melhoria significativa da função oral e da qualidade de vida. Este caso sugere que os implantes do zigoma podem ser uma opção viável para a reabilitação da função oral em defeitos maxilares extensos[12]

Kan JYK et all realizaram um estudo de caso em que a perda inevitável de tecidos moles e duros após a extração de dentes resulta frequentemente num local comprometido para a estética do implante anterior, tanto na dimensão vertical como horizontal. A colocação imediata de implantes e a provisionalização têm sido uma opção viável para a substituição de dentes anteriores maxilares com falhas, uma vez que preserva a arquitetura óssea e gengival vertical existente. Com a adição simultânea de enxertos de tecido mole e duro, a topografia horizontal do tecido peri-implantar também pode ser mantida. O sucesso estético da colocação imediata de implantes e dos procedimentos de provisionalização é influenciado por uma série de factores que podem ser identificados como dependentes do paciente ou do clínico. Este artigo descreve em pormenor o processo de seleção do paciente, indicações, contra-indicações, diagnóstico, planeamento do tratamento e execução do tratamento necessários para alcançar o sucesso funcional e estético com a colocação imediata de implantes e provisionalização 3[1]

Proussaefs P A técnica descrita oferece um fluxo de trabalho digital para desenhar e fabricar uma combinação de prótese implanto-suportada cimentada e aparafusada. Depois de efetuar a impressão definitiva e o molde definitivo, a combinação definitiva

A prótese é concebida digitalmente. Os pilares de titânio fresados à medida e a prótese de superestrutura cimentável são concebidos e fresados de modo a que os canais de acesso oclusal da prótese correspondam aos canais de acesso oclusal dos pilares personalizados. Depois de confirmar intra-oralmente a estética, a oclusão e o ajuste, a prótese é cimentada intra-oralmente e removida como uma prótese aparafusada. Após a remoção do excesso de cimento, a prótese combinada é colocada intra-oralmente e é utilizada resina composta para selar os canais de acesso oclusal.[14]

Ozaki H et all Este relatório clínico descreve o tratamento de três pacientes com defeitos maxilares graves após cirurgia ablativa do cancro, que foram reabilitados com próteses maxilares com encaixes magnéticos suportados por implantes dentários e zigomáticos. A reconstrução oclusal foi efectuada com próteses removíveis suportadas por dois ou quatro implantes e fixação magnética. A função oral foi avaliada antes e depois do tratamento protético com implantes utilizando o Oral Health Impact Profile (OHIP-14) e a pontuação de mastigação funcional. Os resultados indicaram uma melhoria em todos os casos. Estes resultados mostram que a qualidade de vida (QOL) e a função oral melhoraram.[15]

Mittal S et all efectuaram um estudo em que um caso tratado de osteomielite tuberculosa, com um defeito maxilar de classe II (classificação de Aramany), foi comunicado ao departamento buco-maxilo-facial do Government Dental College (RUHS-CODS). Neste grupo, o defeito era unilateral, com retenção dos dentes anteriores. O paciente foi previamente reabilitado com um obturador maxilar amovível. A retenção inadequada afectou funções essenciais como a fala, a mastigação, a deglutição, a estética, etc., devido à falta de tecidos de suporte suficientes.

Foi efectuada uma reabilitação protética fixa de um defeito maxilar posterior com obturador suportado por dois implantes zigomáticos de peça única. No seguimento de 1 ano, o paciente estava confortável com a prótese, e não foram registadas mais queixas.[16]

Wolfart S et all Este estudo de caso descreve uma técnica para obter impressões exactas de implantes dentários. O processo envolve a preparação do implante, aparafusando um pilar de moldagem de moldeira aberta e assegurando o ajuste correto de uma moldeira personalizada. É aplicada cera para cobrir a abertura da coifa de impressão, com suporte adicional fornecido por batentes de resina composta, se necessário. O material de moldagem de corpo leve é injetado à volta do pilar de moldagem enquanto o material de corpo pesado preenche a moldeira. A moldeira preenchida é então posicionada com precisão na boca, alinhando-se com a localização do implante. A estabilização é mantida até que o material de moldagem assente, após o que a moldeira é removida e o pilar de moldagem é fixado aos análogos do implante. Aplica-se material de silicone gengivareplicante à volta dos análogos e a impressão é vertida em pedra para criar um modelo.[17]

Jae-Won Choi, foi recentemente desenvolvido um sistema protético de implantes com microlocking para resolver as limitações das próteses dentárias fixas convencionais suportadas por implantes aparafusados e cimentados. Este sistema de prótese consiste num pilar maquinado com precisão e num encaixe que inclui esferas de zircónio e uma mola de níquel-titânio, proporcionando assim a possibilidade de recuperação e a retenção constante da prótese. Para além disso, as complicações relacionadas com o parafuso são evitadas porque não existe parafuso de retenção. O orifício de acesso oclusal tem um diâmetro mais pequeno do que o das próteses aparafusadas convencionais, o que é benéfico para a estética e a oclusão. Também evita as complicações comuns das próteses cimentadas porque o cimento residual à volta da prótese pode ser removido extraoralmente. Este artigo apresenta um tratamento clínico com este novo sistema protético.[18]

OPÇÕES DE TRATAMENTO EM PRÓTESE SOBRE IMPLANTES

A introdução de implantes dentários revolucionou de facto o campo da medicina dentária, proporcionando aos médicos uma gama mais vasta de opções para restaurar a saúde, a função e a estética dentária dos pacientes. Os pacientes com falta de dentes ou patologia dentária têm agora alternativas para além das tradicionais pontes fixas ou próteses removíveis

INTRODUÇÃO DE IMPLANTES DENTÁRIOS:

Os implantes dentários transformaram o campo da medicina dentária, oferecendo uma solução abrangente para os pacientes que perderam dentes devido a várias razões, como cáries, traumatismos ou doenças. Ao contrário das soluções tradicionais, como pontes ou dentaduras, os implantes proporcionam uma base permanente e estável para os dentes de substituição.

BENEFÍCIOS DOS IMPLANTES DENTÁRIOS:

Os implantes dentários não só restauram a aparência do sorriso, como também melhoram a função oral e a saúde oral em geral. Ajudam a prevenir a perda óssea no maxilar, que pode ocorrer após a extração de dentes, e promovem uma melhor capacidade de mastigação e fala.

CONSIDERAÇÕES SOBRE A SUPERFÍCIE:

As caraterísticas da superfície dos implantes dentários são cruciais para o seu sucesso. Uma superfície rugosa promove uma melhor integração com o tecido ósseo circundante, um processo conhecido como osseointegração. Esta integração assegura a estabilidade e a longevidade do implante.[19-21]

PADRÕES DE FIOS:

O desenho das roscas dos implantes dentários afecta a sua estabilidade durante a colocação. As roscas mais profundas e mais largas proporcionam normalmente uma maior estabilidade primária, que é essencial para uma osteointegração bem sucedida. Os padrões das roscas também influenciam a precisão e exatidão da colocação do implante.[22-24]

TEMPO DE COLOCAÇÃO:

Os implantes dentários podem ser colocados imediatamente após a extração do dente ou numa altura posterior, dependendo de vários factores. A colocação imediata requer

determinados critérios a cumprir, incluindo uma disponibilidade óssea adequada e tecidos moles saudáveis. Pode ser necessário atrasar a colocação se forem necessários procedimentos adicionais, como enxertos ósseos, para garantir a estabilidade do implante.[25-26]

CONSIDERAÇÕES SOBRE O PACIENTE:

Os médicos devem avaliar as necessidades individuais e o estado de saúde oral de cada doente para determinar o plano de tratamento mais adequado. Factores como a qualidade do osso, a saúde das gengivas e a presença de quaisquer condições subjacentes influenciarão a escolha do momento e da técnica de colocação do implante.

OPÇÕES DE TRATAMENTO PROTÉTICO:

PRÓTESE FIXA:

1) PRÓTESE DENTÁRIA UNITÁRIA

2) PRÓTESE DENTÁRIA MÚLTIPLA

3) PRÓTESE HÍBRIDA

PRÓTESE AMOVÍVEL

1) SOBREDENTADURAS

OPÇÃO DE SUBSTITUIÇÃO DE UM OU VÁRIOS DENTES

1) APARAFUSADO

2) CIMENTADO

<u>**RESTAURAÇÕES APARAFUSADAS VERSUS
RESTAURAÇÕES CIMENTADAS**</u>

As restaurações fixas de implantes podem ser aparafusadas
ou cimentadas. As restaurações aparafusadas podem ser
fixadas diretamente ao implante ou indiretamente através de
pilares padronizados. As restaurações cimentadas podem
utilizar pilares padronizados ou personalizados, sendo que os
pilares personalizados são normalmente fabricados através de
métodos de fundição ou processos CAD/CAM a partir de
materiais como o titânio, liga de ouro ou zircónia fresada
com uma base de titânio.[27]

RESTAURAÇÕES APARAFUSADAS:

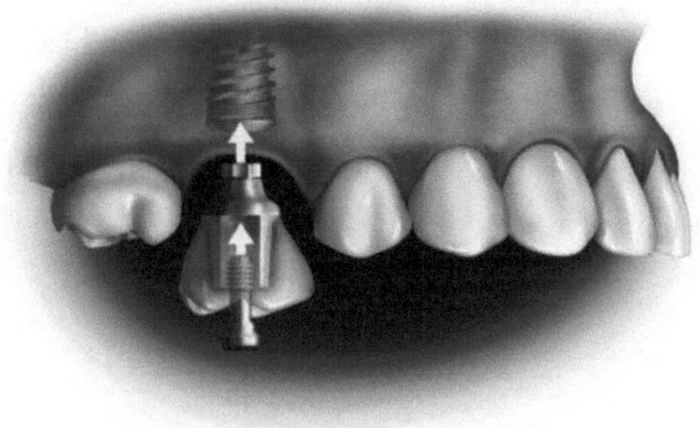

VANTAGENS:

<u>RETRIBUIÇÃO</u>: As restaurações aparafusadas podem ser

facilmente removidas pelo médico se surgirem complicações,

como fratura da prótese ou lascagem, sem risco de danificar a

restauração ou os implantes. Isto oferece uma maior

flexibilidade para intervenção fora da boca.

<u>Falta de cimento:</u> As restaurações aparafusadas eliminam a utilização de cimento entre a restauração e o pilar do implante. O excesso de cimento tem sido associado a complicações do implante, como a peri-mucosite e a peri-implantite.

<u>Falta de espaço à altura da coroa (CHS):</u> Em áreas com um espaço interoclusal mínimo, as restaurações aparafusadas proporcionam uma melhor retenção em comparação com as restaurações cimentadas. Isto é particularmente vantajoso para pilares de implantes curtos onde a cimentação apresenta um risco de descolagem.

DESVANTAGENS:

<u>Desafios estéticos:</u> A estética das restaurações aparafusadas depende fortemente do posicionamento do implante nos eixos x, y e z. Os implantes na região anterior do maxilar podem exigir que o orifício de acesso seja posicionado bucalmente, o que causa preocupações estéticas.

<u>Orifício de acesso:</u> A presença de um orifício de acesso ao parafuso na restauração, especialmente em restaurações de cerâmica ou metal-cerâmica, pode ser visível para o paciente e afetar a estética. Uma explicação adequada ao doente antes do tratamento é essencial para resolver as preocupações.

RESTAURAÇÕES CIMENTADAS:

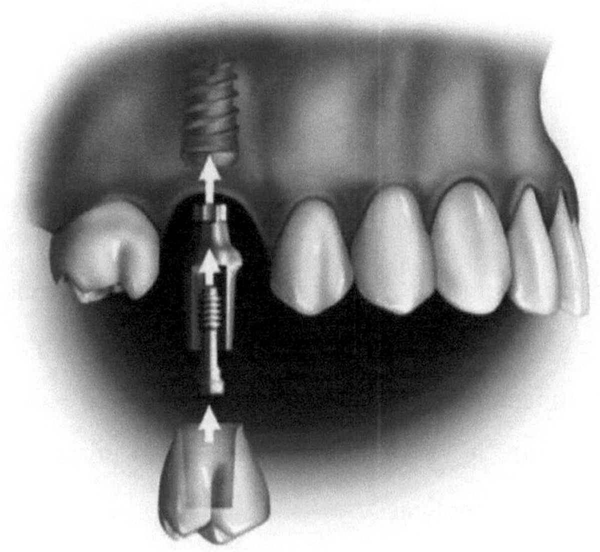

VANTAGENS:

Adaptação passiva: As restaurações cimentadas oferecem um

ajuste mais passivo em comparação com as restaurações aparafusadas. O espaço de cimento compensa as variações de ajuste, resultando numa melhor

ajuste. Sem orifício de acesso: As restaurações cimentadas não têm um orifício de acesso ao parafuso na restauração, eliminando potenciais desafios estéticos associados a orifícios de acesso visíveis.

DESVANTAGENS:

Dificuldade de recuperação: As restaurações cimentadas são mais difíceis para os clínicos removerem do paciente após a entrega, o que aumenta o risco de danos na restauração ou no implante. Devem ser tomados cuidados especiais durante a remoção para evitar complicações.

Requer um maior espaço para a altura da coroa (CHS): As restaurações cimentadas requerem um mínimo de 7 a 8 mm de CHS, enquanto as restaurações aparafusadas podem ser efectuadas com sucesso com um espaço de 5 a 7 mm. Este facto pode limitar a aplicabilidade das restaurações cimentadas em casos com espaço interoclusal limitado.

Em resumo, tanto as restaurações aparafusadas como as cimentadas têm as suas vantagens e desvantagens, e a escolha entre elas depende de vários factores, incluindo considerações estéticas, possibilidade de recuperação e espaço disponível à altura da coroa.

OPÇÕES PROTÉTICAS

Em 1989, Misch propôs cinco opções protéticas para a implantologia dentária[7]

FP-1 Prótese fixa; substitui apenas a coroa clínica; tem o aspeto de um dente natural.

FP-2 Prótese fixa; substitui a coroa e uma parte da raiz; o contorno da coroa parece normal na oclusão mas é alongada ou hipercontornada na metade gengival.

FP-3 Prótese fixa; substitui as coroas em falta e a cor da gengiva e parte do local edêntulo; a prótese utiliza mais frequentemente dentes de dentadura e gengiva acrílica, mas pode ser de porcelana a metal ou zircónia.

RP-4 Prótese removível; sobredentadura que é completamente suportada por implantes, sem suporte de tecidos moles.

RP-5 Prótese removível; sobredentadura suportada por tecido

mole (primária) e implante (secundária). As áreas primárias de suporte de tensão são mantidas na prótese (maxilar - crista residual e palato horizontal; mandíbula - a linha não deve começar com um traço).

COLOCAÇÃO DE IMPLANTES

O procedimento de colocação de um implante pode ter um papel direto no sucesso global do implante. Os implantes podem ser colocados penetrando na mucosa oral (procedimento de 1 fase) ou podem ficar completamente enterrados sob a mucosa oral (procedimento de 2 fases) durante a fase de cicatrização do osso na superfície do implante.

Na implantologia oral, são atualmente utilizados diferentes sistemas de implantes endósseos. A maioria dos sistemas de implantes consiste em duas partes, ou seja, o implante, que é submerso durante um primeiro procedimento cirúrgico, e a parte transmucosa, que é ligada ao implante durante um segundo procedimento cirúrgico. Por conseguinte, estes sistemas de implantes são coletivamente designados por sistemas de "duas fases".

Os sistemas de "uma fase" são constituídos por uma peça, que é inserida durante um único procedimento cirúrgico. A parte transmucosa destes implantes é integrada no implante. 8 Estudos clínicos a longo prazo bem documentados revelaram que ambos os tipos de implantes têm resultados bons e previsíveis

Um procedimento em duas fases reduz o risco de carga indesejada nos implantes, mas requer uma segunda cirurgia menor para ligar os pilares de cicatrização, prolongando o tempo necessário para a fase protética devido à cicatrização adicional da ferida.[29]

PROCEDIMENTO CIRÚRGICO: -

Existem duas abordagens para uma cirurgia de implante: -

1) Cirurgia em dois estágios

2) Cirurgia de uma fase

CIRURGIA em duas fases

Envolve um sistema de implante de duas peças com o implante inicialmente submerso e o pilar trans-mucoso ligado durante um segundo procedimento cirúrgico. O implante é inserido na crista óssea ou ligeiramente abaixo desta, seguido da inserção de um parafuso de cobertura de baixo perfil para facilitar o fecho primário do tecido[30]

INDICAÇÕES DA CIRURGIA EM DUAS FASES:-

1. Redução da estabilidade do implante primário

2. Osso e mucosa comprometidos

VANTAGENS DA CIRURGIA EM DUAS FASES:

1) Observação direta do volume do osso da crista antes da osteotomia 2) Observação direta do osso da crista durante a preparação da osteotomia 3) Capacidade de enxertar o local no momento da colocação do implante. 4) O corpo do implante cicatriza na crista óssea ou abaixo dela, o que reduz o risco de carga precoce durante a cicatrização óssea inicial 5) Os problemas de higiene local ou a infiltração bacteriana anaeróbia não são factores críticos durante a cicatrização inicial 6) Capacidade de colocar um aparelho de transição suportado por tecidos moles na zona estética.

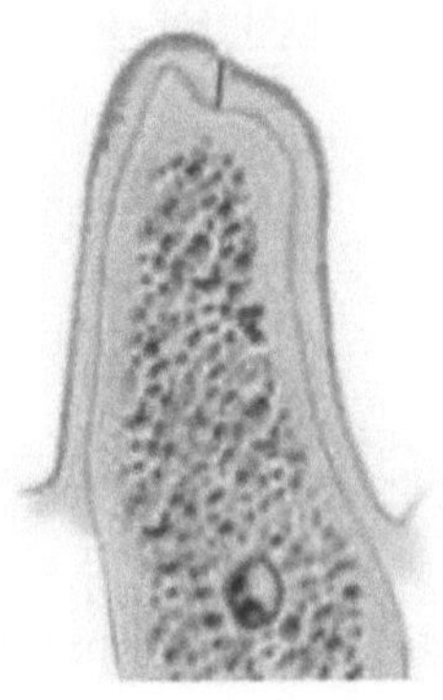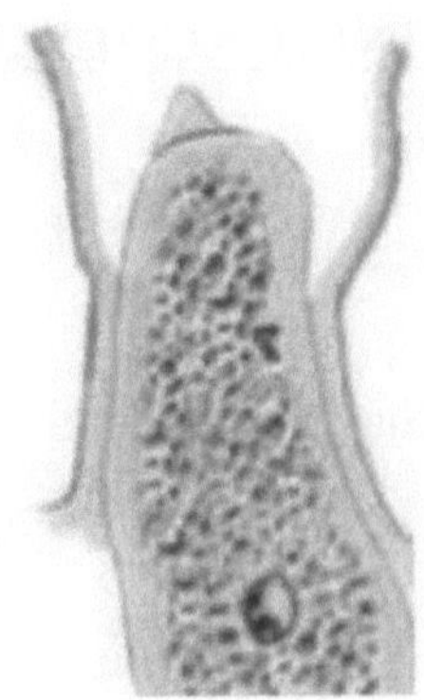

CIRURGIA NUMA FASE: -

Uma cirurgia de uma fase utiliza uma incisão semelhante e uma técnica de reflexão para observar diretamente o volume ósseo da crista.

No entanto, na conclusão da cirurgia de implante, é colocado um elemento de cicatrização por mucosa (PME) no corpo do implante, que também é normalmente colocado ligeiramente acima da crista óssea. O tecido mole é então colocado à volta do PME[29]

<u>INDICAÇÕES DA CIRURGIA NUMA FASE</u>: -

1. Estabilidade suficiente do implante primário.
2. Risco mínimo de infeção/não há inflamação no local

<u>**CONTRA-INDICAÇÕES DA CIRURGIA DE UM ESTÁDIO:-**</u>

Os implantes de uma fase não devem ser colocados de preferência nas seguintes circunstâncias

1 Em combinação com um procedimento de aumento ou de regeneração óssea guiada que requer o fecho hermético da ferida para evitar infecções. 2. Se o pilar interferir com o desenho funcional ou estético da superestrutura; 3. Para evitar uma carga indesejável dos implantes durante o período de osseointegração, quando a superestrutura temporária não pode ser ajustada eficazmente.

<u>VANTAGENS DA CIRURGIA NUMA FASE</u>

1) O tecido mole amadurece enquanto a interface óssea está a cicatrizar, o que permite que a restauração seja fabricada com total comodidade para os pacientes, especialmente os clinicamente comprometidos.

- Redução do tempo de utilização da cadeira e do custo total do tratamento.

- Início precoce da fase protética sem período de cicatrização da ferida.

- A ligação mais elevada do implante ao pilar reduz a perda óssea precoce da crista.

- Melhoria da relação entre o comprimento da coroa e do implante devido a uma menor perda óssea.

- Manutenção da largura pré-operatória da mucosa queratinizada. Fixação mais fácil do pilar protético para o dentista restaurador

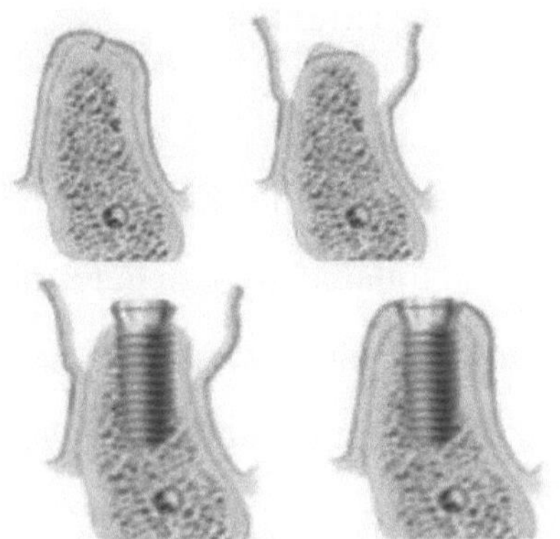

PROCEDIMENTO:

CIRURGIA DE PRIMEIRO ESTÁGIO

1. **Avaliação pré-operatória:**

- Antes da cirurgia, o doente é submetido a uma avaliação exaustiva, incluindo uma história médica e dentária completa, exame clínico e diagnóstico por imagem (como radiografias e tomografias computorizadas) para avaliar a qualidade, quantidade e estruturas anatómicas do osso.

2. **Planeamento do tratamento:**

- Com base na avaliação, é desenvolvido um plano de tratamento para determinar o número, tamanho e posição dos implantes necessários para suportar a restauração protética.

- Os factores considerados durante o planeamento do tratamento incluem a saúde oral do paciente, a densidade óssea, considerações estéticas e requisitos funcionais.

3. **Procedimento cirúrgico**:

- A cirurgia da primeira fase é normalmente efectuada
  sob anestesia local, embora possa ser utilizada
  anestesia de sedação ou geral para doentes ansiosos
  ou casos complexos.

- O cirurgião oral ou periodontista faz uma incisão no
  tecido gengival para expor o maxilar subjacente
  no(s) local(is) planeado(s) para o implante.

- É utilizada uma série de brocas para criar canais
  precisos no osso, de acordo com as especificações
  pré-determinadas do implante, incluindo o diâmetro
  e a profundidade.

- A(s) estrutura(s) do implante, normalmente feita(s) de
  materiais biocompatíveis, como o titânio ou a liga de
  titânio, é(são) depois colocada(s) nas cavidades
  ósseas preparadas, utilizando um binário de inserção
  controlado.

- Dependendo do protocolo cirúrgico e do sistema de
  implantes utilizado, podem ser colocados parafusos
  de cobertura ou pilares de cicatrização nos implantes

para os proteger durante o período inicial

fase de cura.[31]

4. **Encerramento e cuidados pós-operatórios**:

- Após a colocação do implante, o local da
incisão é cuidadosamente suturado para
promover a cicatrização adequada dos tecidos
moles circundantes.

- São fornecidas instruções pós-operatórias ao
doente, incluindo diretrizes para a higiene oral,
modificações na dieta e gestão da medicação
para minimizar o desconforto e reduzir o risco
de complicações.

- Normalmente, os pacientes são agendados para
consultas de acompanhamento para monitorizar
o progresso da cicatrização e avaliar a
estabilidade do implante.

5. **Fase de cura**:

- A cirurgia da primeira fase inicia o processo de
osteointegração, durante o qual o(s) suporte(s)

do implante se funde(m) com o tecido ósseo circundante ao longo de um período de várias semanas a meses.

- Durante esta fase de cicatrização, o osso do paciente integra-se gradualmente na superfície do implante, proporcionando uma base estável para a restauração protética subsequente.

A cirurgia da primeira fase estabelece as bases para uma integração bem sucedida do implante e eventual restauração com um dispositivo protético, como uma coroa, ponte ou prótese. É uma fase crítica no processo de prótese implanto-suportada, exigindo um planeamento cuidadoso, uma técnica cirúrgica precisa e cuidados pós-operatórios diligentes para obter resultados óptimos.

CIRURGIA DE SEGUNDA FASE

A cirurgia de segunda fase em próteses implanto-suportadas ocorre após o período inicial de cicatrização que se segue à colocação do implante e envolve o acesso aos implantes para os preparar para a fixação dos componentes protéticos. Segue-se uma descrição pormenorizada da segunda fase da cirurgia:

1. **Período de cura**:

   - Após a cirurgia da primeira fase, é normalmente necessário um período de cicatrização de várias semanas a meses para permitir a osseointegração, o processo através do qual a fixação do implante se integra no tecido ósseo circundante.

2. **Avaliação clínica**:

   - Antes de proceder à cirurgia de segunda fase, o doente é submetido a uma avaliação clínica para avaliar o estado dos locais dos implantes e confirmar a cicatrização adequada e a estabilidade dos implantes.

3. **Exposição de implantes**:

   - A cirurgia da segunda fase envolve o acesso aos implantes, que podem estar

cobertos por tecido mole e/ou pilares de
cicatrização ou parafusos de cobertura
colocados durante a cirurgia da primeira
fase.

- É efectuada uma incisão na gengiva que cobre os
locais dos implantes e são removidos quaisquer
parafusos de cobertura ou pilares de cicatrização
para expor as estruturas dos implantes.

4. **ImpressionProcedures (Facultativo):**

- Nalguns casos, pode ser feita uma impressão
das fixações do implante nesta fase para criar
um molde de trabalho ou um modelo digital
para o fabrico de componentes protéticos.

- Esta etapa permite a personalização precisa de
pilares e próteses

5 Colocação de pilares de cicatrização ou componentes temporários (opcional):

- Dependendo do plano de tratamento e da

preferência do médico, podem ser colocados pilares de cicatrização ou componentes protéticos provisórios nos implantes durante a segunda fase da cirurgia.

- Estes componentes temporários ajudam a moldar o tecido mole e a manter o espaço para a restauração protética final, proporcionando simultaneamente estética e proteção aos implantes durante a fase de cicatrização.

6. **Colocação de suturas e cuidados pós-operatórios**:

- Após o acesso aos implantes e a realização de quaisquer procedimentos necessários, a gengiva é cuidadosamente suturada à volta dos componentes do implante.

- Instruções de cuidados pós-operatórios são fornecidas ao doente, incluindo diretrizes para a higiene oral, restrições alimentares e gestão da medicação para promover a cicatrização e minimizar o desconforto.

7. **Cura e integração**:

• Após a cirurgia de segunda fase, pode ser necessário um período de cicatrização secundário para permitir a maturação e integração dos tecidos moles à volta dos componentes do implante.

- Durante este período, o paciente é monitorizado de perto para detetar sinais de complicações de cicatrização, e são marcadas consultas de acompanhamento regulares para avaliar o progresso.

A segunda fase da cirurgia em próteses implanto-suportadas desempenha um papel crucial na transição da fase cirúrgica para a fase protética do tratamento. Envolve a preparação dos implantes para a fixação dos componentes protéticos, assegurando uma adaptação, função e estética óptimas da restauração final[33]

DESCOBRIR O IMPLANTE APÓS A CIRURGIA DE SEGUNDA FASE

Existem várias formas de descobrir um implante durante a cirurgia de segunda fase. Quando o implante se encontra bucolingual e mesiodistalmente e existe um amplo tecido aderente, um punção de tecido pode ser a melhor opção. A técnica de punção de tecido envolve a perfuração física do tecido para expor o implante. No entanto, a precisão é crucial, uma vez que um erro, mesmo que pequeno, pode levar a complicações como osso exposto e cicatrização secundária. Isto pode exigir procedimentos adicionais, como uma segunda punção ou a utilização de um bisturi para manipular o tecido remanescente para cobrir o osso exposto.[34]

Por outro lado, a técnica do laser de díodo oferece uma abordagem diferente. Ao utilizar um laser de díodo, o tecido à volta do implante pode ser removido com precisão e de forma controlada. Este método promove uma cicatrização mais rápida do tecido e é mais tolerante em termos de precisão. Mesmo que o objetivo esteja ligeiramente errado, podem ser feitas correcções durante o procedimento. É um procedimento sem retalhos

procedimento extremamente eficiente em termos de tempo e que permite a colocação de um colar de cicatrização em poucos minutos.

A revelação de implantes com lasers, embora sem sangue, tem sido associada a um risco de sobreaquecimento do implante e do osso A nova geração de tecnologia de díodos (modo cirúrgico TOP) pode reduzir significativamente o sobreaquecimento dos implantes dentários durante a revelação e parece ser mais segura para os tecidos moles e duros adjacentes

TOPO (ALIMENTAÇÃO TERMO-ÓTICA) :

A cirurgia TOP é uma tecnologia que corta e cauteriza tecidos moles utilizando a condução térmica e a radiação térmica de uma ponta quente com a temperatura da ponta medida e regulada em tempo real. Utiliza um laser de díodo controlado por computador como fonte de energia, cuja energia é convertida em energia termo-ótica na ponta TOP do sistema.

A ponta TOP é uma fibra de vidro de quartzo com partículas de carbono e iões sinterizados na estrutura de vidro, criando uma camada de material composto altamente absorvente de luz. A ponta TOP é um tipo de ponta quente, mas que é iniciada sob controlo informático da temperatura da ponta durante a deposição e sinterização de partículas de carbono na estrutura de vidro.

fibra de vidro[35]

A ponta TOP funciona como um conversor de energia de comprimento de onda, transformando a luz de infravermelhos próximos pouco absorvida de um laser de díodo com um comprimento de onda de cerca de 975 nm e um coeficiente de absorção de tecido de cerca de 0,5 cm -1cm numa radiação térmica de infravermelhos médios altamente absorvida com um comprimento de onda de 1.400-11.000 nm e um coeficiente de absorção de tecido médio de cerca de 700-850 cm - 1cm

A adição de arrefecimento a ar controla ainda mais o aquecimento dos implantes e minimiza os danos térmicos colaterais nos tecidos moles durante os procedimentos cirúrgicos. A utilização destes lasers de díodo com arrefecimento a ar pode reduzir radicalmente o aumento da temperatura dos implantes (em mais de três vezes), juntamente com os danos térmicos colaterais nos tecidos moles, tornando esta tecnologia potencialmente segura e eficaz para a remoção de implantes e, em geral, melhorando os cuidados de saúde.

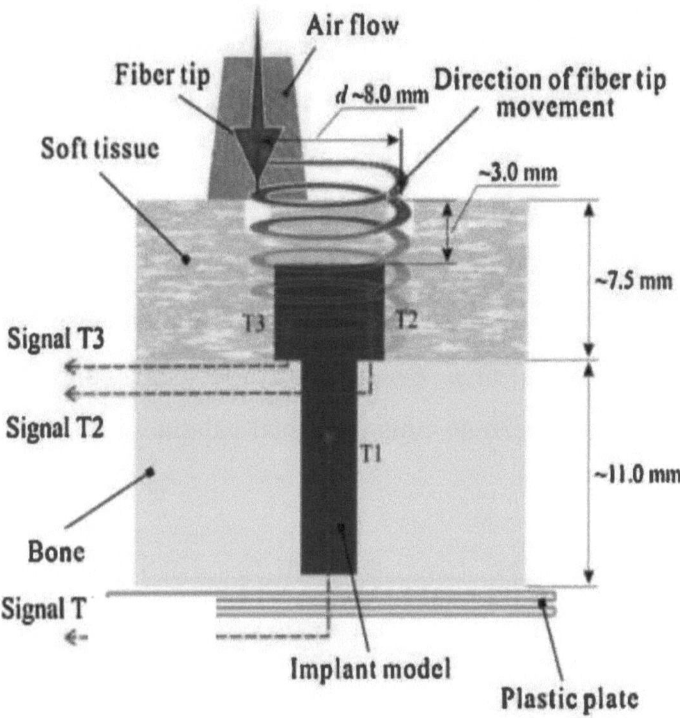

Fig. 2: Esquema da unidade de implante de dentes de instalação experimental.

CARGA IMEDIATA OU TRATAMENTO FASEADO:

Após a colocação do implante, pode ser utilizado um pilar de cicatrização ou um parafuso de cobertura. Nos casos de carga imediata, pode ser inserida uma restauração provisória para ajudar na cicatrização dos tecidos moles. Os estudos demonstraram que os implantes imediatos com provisionalização imediata optimizam os resultados estéticos, moldando o tecido mole e limitando a perda de tecido mole. Para além disso, a colocação imediata de implantes com um enxerto ósseo e uma coroa provisória bem contornada minimiza a alteração do contorno facial-palatino

RESTAURAÇÕES COM IMPLANTES:

Protocolos de carregamento

1) <u>Carga convencional</u>: A restauração ocorre após 3 a 6 meses de cicatrização do osso e dos tecidos moles.

2) <u>Carga imediata</u>: A restauração provisória é ligada aquando da colocação do implante, sendo posteriormente substituída pela restauração definitiva.

3) <u>Carga precoce:</u> Prótese ligada 2 a 3 semanas após a colocação do implante, menos previsível devido a uma potencial diminuição da estabilidade.

4) <u>Carga retardada</u>: Prótese conectada 6 a 12 meses após a colocação do implante, adequada para osso de baixa qualidade ou casos com falta de estabilidade primária.

Componentes padronizados e personalizados

Os componentes de restauração de implantes são considerados **normalizados** quando são peças de stock produzidas pelo fabricante do implante

Os componentes **personalizados** são concebidos e fabricados para um local específico, da mesma forma que

As restaurações são personalizadas para um paciente específico.[8]

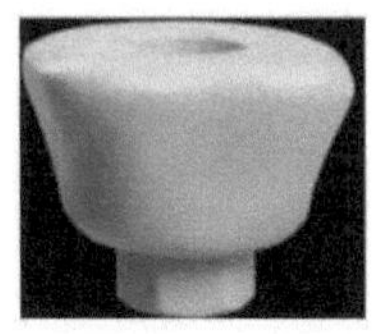
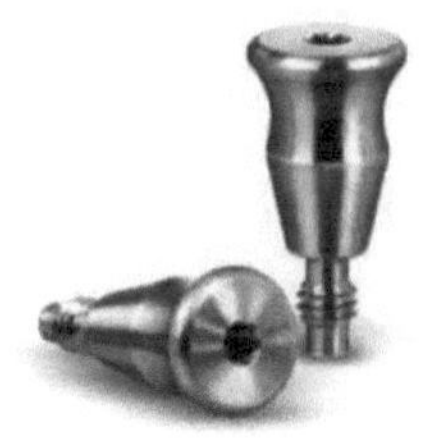

CUSTOM ABUTMENT   STANDARD ABUTMENTS

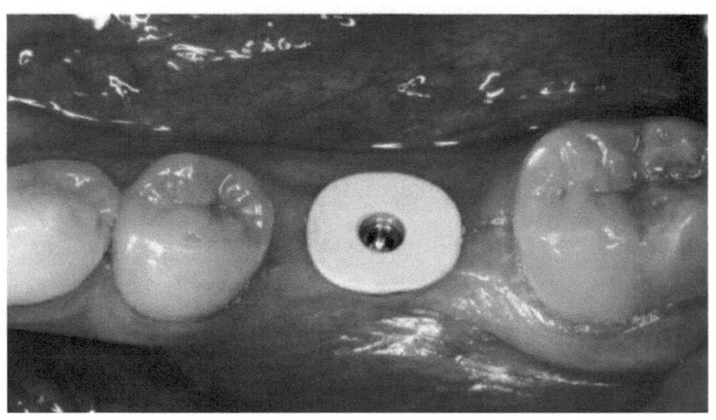

IMPRESSÃO DE IMPLANTES

A implantologia dentária revolucionou de facto a restauração de áreas edêntulas, fornecendo aos clínicos técnicas avançadas para a reconstrução cirúrgica e protética. O crescimento contínuo do conhecimento levou ao desenvolvimento de protocolos melhorados com o objetivo de aumentar o sucesso do tratamento.

A precisão da impressão é fundamental e é influenciada por vários factores, incluindo a escolha do material de impressão e a utilização de coifas de impressão com ou sem esplintagem. Além disso, factores como o tipo de material de esplintagem e o número e angulação dos implantes desempenham um papel importante na determinação da precisão das impressões.

As técnicas de restauração convencionais servem de base para a reconstrução protética correta em implantologia dentária. Por conseguinte, os médicos devem assegurar uma atenção meticulosa aos pormenores em todos os passos protéticos, com especial ênfase na obtenção de impressões precisas. Ao compreender e abordar os vários factores que podem afetar a precisão da impressão, os médicos podem otimizar os resultados do tratamento para pacientes parcial ou totalmente edêntulos

Pacientes submetidos a reconstrução com implantes.

Garantir um ajuste passivo das próteses implanto-suportadas é crucial para o sucesso dos protocolos de tratamento. A não obtenção de uma adaptação passiva pode levar a várias complicações biológicas e mecânicas, incluindo o afrouxamento do parafuso, fratura, aumento da acumulação de placa, perda de osteointegração ou fratura do implante. A obtenção de uma adaptação passiva começa com a realização de uma moldagem exacta e a transferência das posições tridimensionais dos implantes para modelos laboratoriais. Vários factores afectam a precisão da impressão [36-37]

Técnica de impressão:

A escolha da técnica de moldagem desempenha um papel importante na captação dos pormenores precisos das posições dos implantes. As técnicas mais comuns incluem **moldeira aberta, moldeira fechada, pick-up e**

impressões digitais. Cada técnica tem as suas vantagens e limitações, e a escolha depende da situação clínica específica e da preferência do médico.

Material de moldagem: Estão disponíveis vários materiais de moldagem, incluindo **polivinil siloxano (PVS), poliéter e alginato**. O material selecionado deve ter uma fluidez, estabilidade dimensional e resistência ao rasgamento adequadas para reproduzir com precisão as posições dos implantes. Para além disso, o material deve ser compatível com a moldeira e o sistema de coifa de impressão utilizados.

Splinting/não-splinting de coifas de impressão: A ferulização refere-se à ligação das coifas de impressão para criar uma unidade rígida durante o processo de moldagem. A Splinting pode ajudar a manter a relação espacial entre vários implantes e melhorar a exatidão da impressão. No entanto, pode não ser sempre necessário e pode aumentar a complexidade do procedimento

Material da tala: Se se optar pela esplintagem das coifas de impressão, o material utilizado para a esplintagem deve ser rígido e dimensionalmente estável para evitar a distorção durante a realização da impressão. Materiais como a resina acrílica autopolimerizável ou a resina fotopolimerizável são normalmente utilizados para a tala.

Número e ângulo dos implantes: O número e a angulação dos implantes influenciam a estabilidade e a distribuição das forças oclusais. Os implantes corretamente colocados com uma angulação adequada ajudam a obter uma melhor adaptação passiva e reduzem o risco de complicações. Os médicos devem planear cuidadosamente a colocação dos implantes com base na anatomia do doente e nos requisitos protéticos.

Tipo de moldeira utilizada: As moldeiras personalizadas oferecem uma precisão superior em comparação com as moldeiras de stock, porque são fabricadas especificamente para se adaptarem à anatomia única do doente. As moldeiras personalizadas proporcionam um melhor controlo sobre a colocação e espessura do material de impressão, resultando em impressões mais precisas.

Influência da abrasão da superfície das coifas de transferência: O tipo de coifa de transferência de impressão utilizada pode afetar a precisão da impressão. As coifas de transferência indireta, que permanecem fixas ao implante ou ao corpo do pilar após a remoção da impressão, devem ser escolhidas pela sua facilidade de remoção e pela transferência precisa das posições do implante para o modelo mestre. A seleção e o manuseamento adequados das coifas de transferência ajudam a evitar erros durante a moldagem processo.

Ao considerar cuidadosamente estes factores e ao implementar técnicas adequadas, os clínicos podem aumentar a precisão das impressões dos implantes e melhorar as hipóteses de conseguir um ajuste passivo para as próteses implanto-suportadas, minimizando assim o risco de complicações.

CLASSIFICAÇÃO DA TÉCNICA:

As técnicas de moldagem para implantes são classificadas em termos gerais com base em[48]

* Tipo de tabuleiro utilizado

* Tipo de técnica utilizada

* Material utilizado

TABULEIRO UTILIZADO:

A **TÉCNICA DE IMPRESSÃO OPEN-TRAY** em implantologia envolve a transferência da posição, orientação hexagonal e perfil do tecido mole dos implantes. Segue-se uma descrição geral passo a passo do processo:[8]

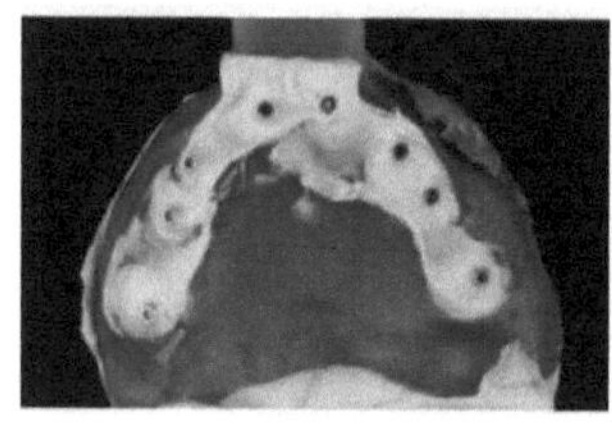 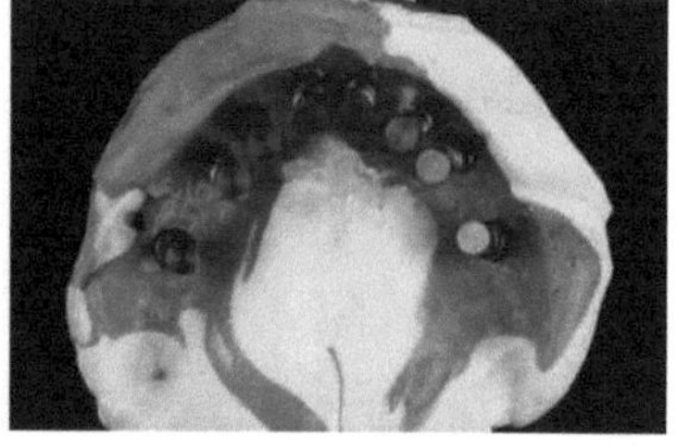

1. **Colocação do parafuso de cicatrização:** O parafuso de cicatrização é normalmente deixado no local

durante 7 a 10 dias após a sua colocação inicial para permitir a cicatrização adequada dos tecidos.

2. **Colocação da coifa de transferência:** Uma vez terminado o período de cicatrização, o parafuso de cicatrização é removido e uma coifa de transferência, juntamente com o parafuso do pilar, é enroscada no corpo do implante. Este passo assegura a transferência exacta da posição do implante.

3. **Fabrico de tabuleiros personalizados:** Um tabuleiro personalizado é

fabricadas com especial atenção à criação de uma superfície oclusal aberta. Este desenho permite que o parafuso do pilar sobressaia através da abertura da moldeira durante a moldagem.

4. **Moldagem:** É utilizado material de impressão de polivinilsiloxano para efetuar a impressão. A moldeira personalizada é cuidadosamente ajustada de modo a que o parafuso do pilar possa passar pela abertura da moldeira sem interferências. Assim que o material de moldagem assentar, o parafuso do pilar é removido da abertura antes

de remover a moldagem da boca. A coifa de transferência permanece presa à impressão e é incorporada na mesma.

5. **Fixação do análogo de implante:** Antes de efetuar a moldagem, um análogo de implante é fixado ao pilar de moldagem com o parafuso do pilar. É necessário ter cuidado para assegurar que a coifa de transferência permanece estável dentro da impressão durante este processo.

6. **Verter a impressão:** O molde é vazado e é efectuada uma

O modelo é fabricado a partir do material vazado.

As VANTAGENS da técnica de moldagem com moldeira aberta incluem o fácil acesso aos parafusos, a posição de transferência correta e o mínimo de perturbações durante a transferência. É particularmente útil em casos de implantes múltiplos não paralelos onde a impressão pode ser recuperada sem distorcer o material de impressão.

DESVANTAGENS: Esta técnica envolve uma maior manipulação das peças e, normalmente, é necessária uma moldeira personalizada com acesso aos parafusos da coifa de impressão ou uma moldeira metálica com janelas. A escolha da moldeira, quer seja personalizada ou de stock, afecta significativamente a precisão da impressão. Os estudos demonstraram que as moldeiras personalizadas rígidas tendem a produzir impressões mais exactas em comparação com as moldeiras de plástico, tendo sido observadas diferenças na precisão, particularmente para implantes com separações mais largas.

A **TÉCNICA DE IMPRESSÃO DE TRAJE FECHADO** em implantologia é outro método utilizado para transferir a posição e a orientação hexagonal dos implantes dentários para um material de impressão. Segue-se uma explicação pormenorizada desta técnica:

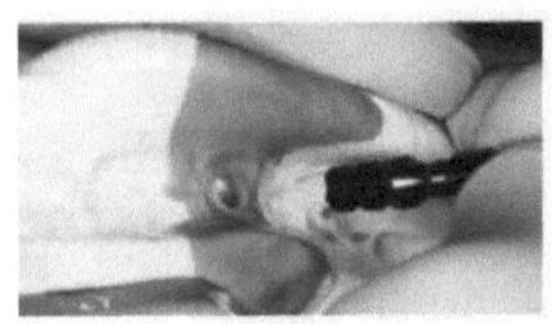 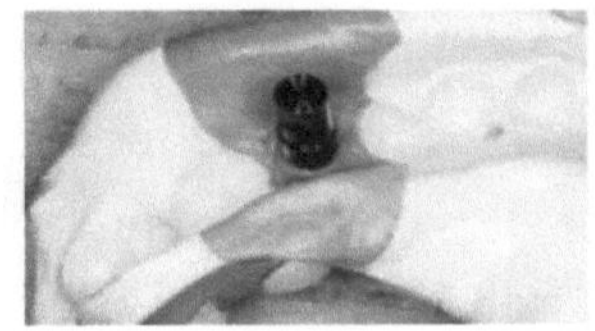

1. **Posição do implante e orientação do hexágono**
   Transferência: Na técnica de moldeira fechada,

apenas a posição do implante e a orientação hexagonal são transferidas para o material de moldagem. Isto significa que a impressão capta a relação espacial dos implantes, mas não expõe diretamente os componentes do implante.

2. **Transferências indirectas:** As coifas de transferência indireta, que são paralelas ou ligeiramente cónicas, são fixadas aos implantes antes da moldagem. Estas coifas mantêm-se fixas aos implantes quando a impressão é removida da boca.

3. **Momento da impressão:** O molde é normalmente efectuado 7 a 10 dias após a colocação dos parafusos de cicatrização, permitindo a redução da inflamação e a cicatrização dos tecidos. Antes de efetuar a moldagem, pode ser tirada uma radiografia para confirmar a articulação perfeita e apertada entre a estrutura de moldagem e o implante.

4. **Processo de fabrico da impressão:** Antes de efetuar a impressão, o orifício do parafuso na coifa de transferência é bloqueado com cera de bloqueio para evitar que o material de impressão flua para o mesmo.

O material de impressão é então aplicado e deixado assentar enquanto a moldeira está na boca do paciente.

5. **Remoção da coifa de transferência:** Depois de o material de moldagem assentar, a moldeira é removida da boca, deixando as coifas de transferência no sítio. As coifas de transferência, juntamente com os pilares de impressão, são então removidas dos corpos dos implantes e fixadas aos análogos dos implantes.

6. **Orientação e inserção:** Deve ter-se o cuidado de assegurar a orientação correta dos análogos de implantes com as coifas de transferência antes de os reinserir na impressão.

Esta etapa assegura a transferência exacta das posições dos implantes para o modelo de trabalho final.

VANTAGENS

A técnica da moldeira fechada inclui a sua adequação a doentes com abertura bucal limitada ou reflexos de vómito hiperactivos, uma vez que minimiza o tempo de permanência da moldeira na boca do doente em comparação com a técnica da moldeira aberta.

DESVANTAGENS

1. **Deslocamento da coifa:** Existe o risco de deslocamento da coifa durante a remoção da impressão, o que pode levar a imprecisões na impressão final.

2. **Fixação do pilar:** Os pilares têm de ser fixados nas coifas após a remoção da impressão, o que introduz a possibilidade de erros nesta fase.

3. **Transferência de tecido mole:** A transferência de tecido mole pode não ser tão precisa como na técnica de moldeira aberta e não é possível efetuar modificações no tamanho e na forma do pilar durante a moldagem.

Dificuldade de remoção da impressão: A remoção da impressão da boca com as coifas ainda fixas pode ser um desafio em comparação com a técnica de moldeira aberta.

MATERIAL UTILIZADO:

É possível definir uma série de propriedades ideais para os materiais de moldagem. Estas são a exatidão, o ressalto elástico, a estabilidade dimensional, a fluidez, a flexibilidade, a capacidade de trabalho, a hidrofilicidade, o prazo de validade longo, o conforto do doente e a economia [8,33]. As propriedades dos materiais de moldagem variam consideravelmente, e estas diferenças podem servir de base para a seleção de materiais específicos em situações clínicas particulares. Algumas propriedades dos materiais de moldagem, como a dureza e a estabilidade dimensional, podem afetar a precisão da moldagem do implante. O material de moldagem deve ser rígido, de modo a não causar distorções que possam ocorrer na moldagem aquando da colocação de análogos de implantes e pilares de moldagem combinados[38-39].

O POLIVINIL SILOXANO, um silicone de adição utilizado como material de impressão dentária desde os anos 70, apresenta uma melhor estabilidade dimensional e molhabilidade em comparação com o silicone de condensação. O seu tempo de polimerização é influenciado pela temperatura. No entanto, a sua reação de polimerização pode ser dificultada por partículas de látex das luvas, o que constitui um desafio durante a mistura manual. Embora inerentemente hidrofóbico, podem ser adicionados tensioactivos para aumentar a hidrofilicidade, assemelhando-se às propriedades do poliéter. Os sistemas de duas viscosidades são normalmente utilizados para medição, com algumas formulações a apresentarem opções de fase única. Para evitar a porosidade nos modelos de gesso causada por subprodutos como o etanol, o processo de vazamento deve ser atrasado até quatro horas nas formulações mais antigas. Foram desenvolvidos produtos mais recentes para mitigar a formação de gás na interface entre o polímero e o gesso, permitindo o vazamento imediato da impressão.

POLIÉTER: O material de impressão de poliéter foi desenvolvido na Alemanha na década de 1960 e tem um mecanismo de polimerização diferente dos outros elastómeros. O processo de polimerização, no qual não se formam subprodutos voláteis, proporciona uma melhor estabilidade dimensional. A contração da polimerização é inferior à de outros materiais de impressão que polimerizam à temperatura ambiente [42]. Além disso, devido à elevada estabilidade dimensional do poliéter, podem ser obtidos modelos exactos mesmo após 24 horas de moldagem do modelo de gesso depois de a impressão ter sido feita. Outra vantagem do poliéter é o facto de ter um tempo de cura curto (aproximadamente cinco minutos) na boca.

O material de poliéter pode ficar distorcido com o tempo devido à absorção de água. Por este motivo, para obter um modelo de impressão mais exato com material de poliéter, o material deve ser armazenado seco após a moldagem e, se estas condições não puderem ser cumpridas, deve ser vertido no prazo máximo de uma hora após o processo de impressão[38]

VINIL SILOXANETHER (VINIL POLIÉTER SILOXANE):

Um novo material de impressão que combina as propriedades do poliéter e do polivinil siloxano, o vinil siloxano ou vinil poliéter siloxano, foi introduzido no mercado em 2009[40]. Este material foi relatado como combinando a facilidade de remoção do PVS da boca com a hidrofilicidade do poliéter[40], tornando-o um material promissor para condições em que o controlo da humidade é difícil, como hemorragias, sulcos gengivais profundos[40-41]

TÉCNICA UTILIZADA

PACIENTES COMPLETAMENTE DESDENTADOS QUE NECESSITAM DE PRÓTESES IMPLANTO-SUPORTADAS

1. **Impressão primária:** Após 7 a 10 dias da colocação dos parafusos do pilar, é efectuada uma impressão primária utilizando material de impressão de alginato. Esta impressão capta a forma geral e a posição dos implantes e dos tecidos circundantes.

2. **Fabrico de moldeiras personalizadas:** É fabricada uma moldeira personalizada φ no molde primário, tendo em conta a colocação de espaçadores adequados para criar um espaço adequado para o material de impressão. A superfície oclusal da moldeira é deixada aberta para permitir que os parafusos do pilar se estendam através da abertura.

Uma vez verificadas as extensões da moldeira, a superfície aberta é selada com cera dura para evitar fugas do material de impressão.

3.   **Moldagem:** A moldeira personalizada, com a superfície aberta selada, é colocada na boca do paciente, certificando-se de que os parafusos do pilar passam pela abertura da moldeira. De seguida, aplica-se um material de moldagem, como o polivinilsiloxano, à moldeira e deixa-se secar. Esta impressão capta a anatomia pormenorizada dos implantes e dos tecidos circundantes.

4. **Verter a impressão:** Depois de o material de moldagem assentar, o molde é removido da boca e vertido com gesso dentário ou material semelhante para criar um molde final. Este molde serve de base para o fabrico da prótese suportada por implantes.

A TÉCNICA DA TALA, QUE CONSISTE EM UNIR AS COIFAS DE IMPRESSÃO

PARA MELHORAR A EXACTIDÃO

- **Tipos de método de impressão final:**
  Isto refere-se ao facto de a impressão ser efectuada ao nível do tecido, do pilar ou do implante.

- **Fase de fabrico da sobredentadura:** A fase em que a impressão é efectuada, quer seja durante a fase de base de registo, a fase de processamento da prótese ou a fase de inserção da prótese, pode ter impacto na precisão da prótese final.

- **Natureza da técnica:** Isto refere-se ao facto de a técnica de impressão ser direta ou indireta, o que afecta a forma como as coifas de impressão são utilizadas.

TÉCNICAS MODIFICADAS:

1 **Técnica de impressão com tabuleiro e janela abertos:**

   - Os pinos-guia podem ser ocultados pelo material de impressão durante o procedimento se a abertura da tampa de cera for demasiado estreita.

- Se a tampa de cera estiver fora do sítio ou se a abertura for demasiado larga, pode resultar numa diminuição da pressão na moldeira de impressão, levando a uma extensão incompleta do material de impressão sobre o tecido mole, especialmente no maxilar.

2 Técnica de moldagem funcional para overdentures:

- O objetivo é transferir tanto o perfil do tecido mole como a localização exacta do implante

. · Esta técnica regista a mucosa num estado funcional, tendo em conta as diferenças de compressibilidade entre a mucosa e o implante.

- Pode diminuir o tempo de cadeira para os ajustamentos pós-inserção, mas é sensível à técnica e consome mais tempo

em comparação com as impressões de fase

única.

- A pasta de impressão de óxido de zinco eugenol e o material de impressão elastomérico são normalmente utilizados.

3 Técnica de moldagem sem moldeira:

- Esta técnica é eficaz,
  simples e rápido, particularmente útil em situações que requerem impressões complexas ou onde o acesso é limitado.

- Inicialmente destinado à realização de impressões no campo cirúrgico, facilita a realização de impressões em pacientes desdentados com acesso restrito.

- A tala direta é comprovadamente o método mais exato para impressões de múltiplos pilares, conduzindo a próteses clínica e radiograficamente exactas.

4 Técnicas de impressão para arcos que requerem Restaurações de implantes e de dentes naturais:

- Recomenda-se uma técnica modificada para efetuar impressões de dentes preparados e implantes em simultâneo.

- Os pormenores finos das margens dos dentes preparados são registados separadamente utilizando material de corpo de luz injetado à volta do dente preparado com um molde

- Ao efetuar a moldagem do implante perto do dente preparado, o acesso é facilitado.

5 Técnica de moldagem para implantes colocados em proximidade ou angulações adversas:

- São necessárias técnicas especiais para efetuar impressões de implantes colocados a curta distância ou em ângulos adversos.

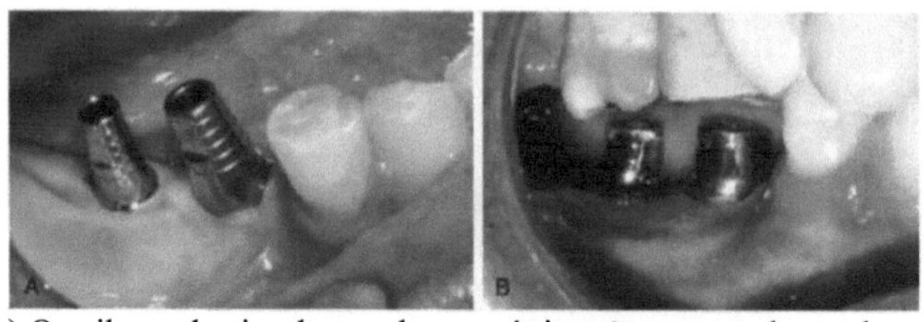

b) Os pilares dos implantes de peça única são preparados na boca.

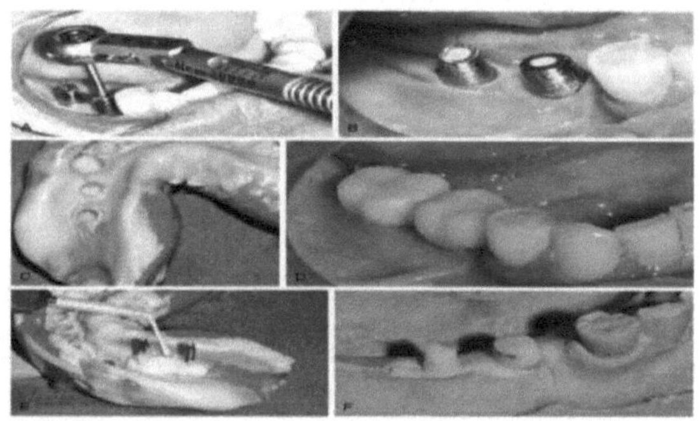

O parafuso de ligação é finalmente apertado, utilizando um roquete de torque mecânico, a 35 Ncm (B) os orifícios dos parafusos são preenchidos com guta-percha e (C) é efectuada a moldagem com material de silicone. (D) Uma prótese provisória em função é fixada sobre os pilares, o que também evita abrasões dos tecidos moles orais com o pilar. (E) A região do pilar da impressão é vazada utilizando o material de construção do núcleo de alta resistência ou

resina padrão com pinos de diâmetro inseridos no

mesmo.

(F) A impressão é ainda vazada com uma pedra de
diâmetro e é preparado um molde de trabalho.

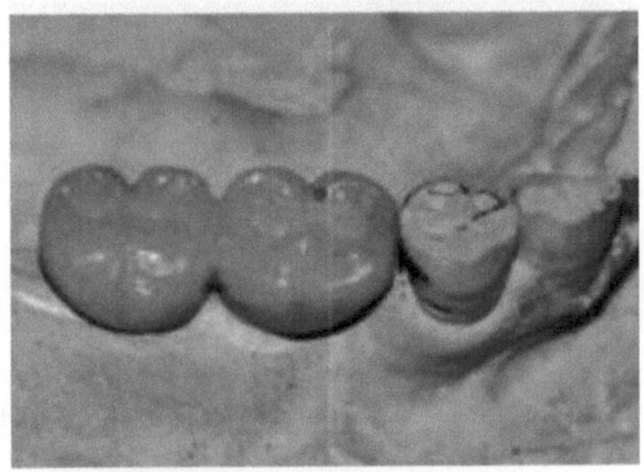

A prótese APFM é fabricada sobre o gesso

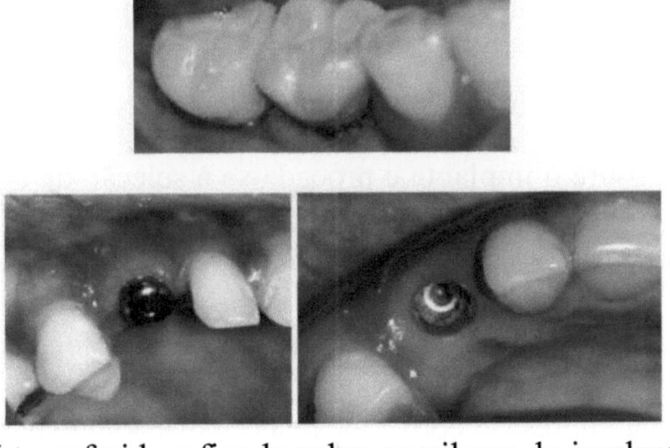

que é transferido e fixado sobre os pilares do implante na

boca, seguindo a técnica normal de coroa e ponte.

O molde gengival (pilar de cicatrização) é removido do implante.

Temas UFO. Impressões de implantes e próteses [Internet]. Odontologia de bolso.
2015 [citado 2024 Mar 9]

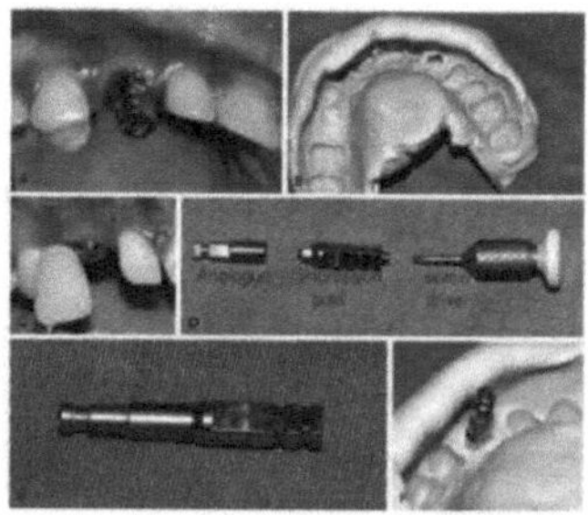

A) O pilar de moldagem para a técnica de moldagem com moldeira fechada é inserido sobre o implante e (B) a moldagem é efectuada com material de silicone adicional. (C) A coifa de impressão é novamente substituída por um molde gengival sobre o implante e procede-se à seleção da cor. (D e e) A coifa de impressão é montada com um análogo de implante adequado utilizando uma chave de fendas e (F) inserida na impressão com a mesma orientação que na boca

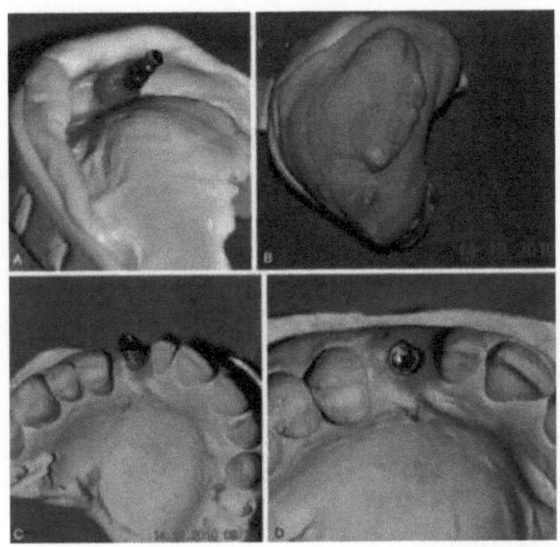

(A) Um material de mascaramento de tecidos moles (Gi-Mask, Coltene Whaledent ou Multisil, Bredent) vertido à volta do pilar de moldagem até ao nível da conexão pós-análogo. (B) A impressão é vertida ainda mais usando a pedra. (C e d) A coifa de impressão, que transferiu com exatidão a posição e a orientação da conexão do implante da boca do paciente para o molde de trabalho, é removida do análogo.

(B) Temas UFO. Impressões de implantes e próteses [Internet]. Pocket Dentistry. 2015 [cited 2024 Mar 9]

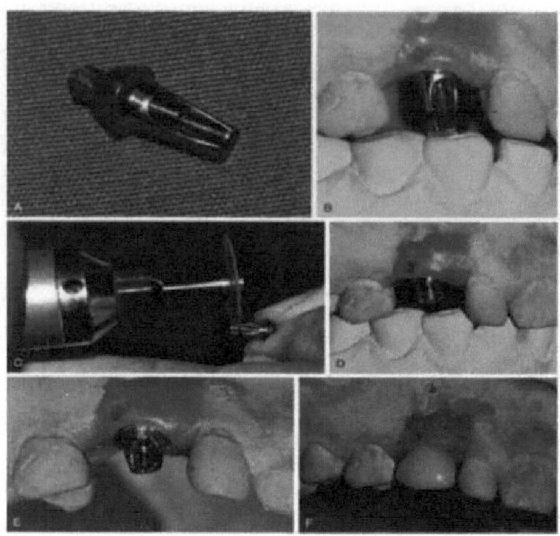

(A) É selecionado um pilar definitivo adequado e

(B) fixado sobre o análogo. (C e d) A altura do pilar é marcada e reduzida. (E) O pilar é preparado como uma preparação normal do pilar da coroa. Para o corte e preparação do pilar, este deve ser removido do análogo e montado com outro análogo porque a vibração pode soltar o análogo dentro do molde de pedra.

(F) É fabricada uma prótese de cerâmica sobre o pilar.

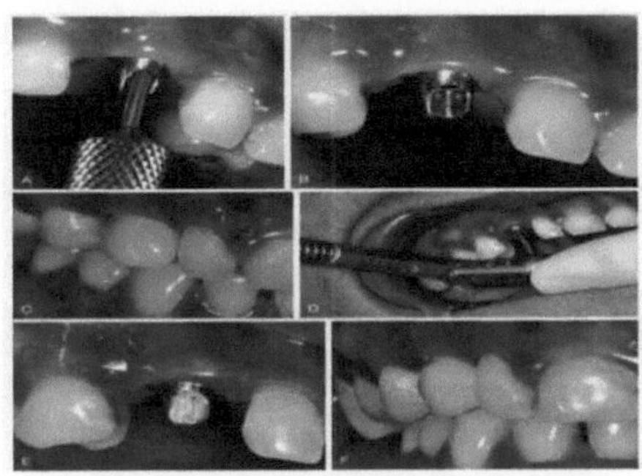

(A e b) O pilar é transferido para o implante com a orientação

correta e (C) é feita a prova da prótese para verificar a sua

adaptação. São efectuados todos os ajustes oclusais

necessários. (D) O parafuso de conexão é finalmente

apertado a 35 Ncm com um roquete de torque.(E) O orifício

do parafuso é preenchido com guta-percha morna e

e (F) a prótese é fixada sobre o pilar com cimento de

ionómero de vidro

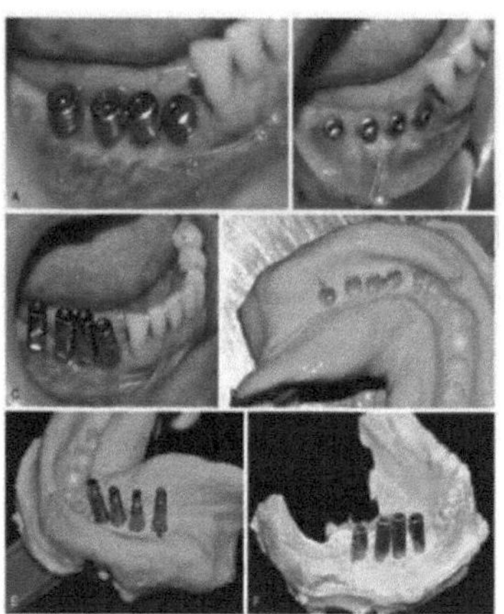

(A e b) Os formadores gengivais (pilares de cicatrização) são removidos dos implantes e (C) os pilares de moldagem da moldeira fechada são inseridos. (D) É feita uma moldagem em moldeira fechada e (E) os pilares montados com análogos de implantes são inseridos na moldagem com a posição correta e (F) orientação para preparar um molde em gesso.

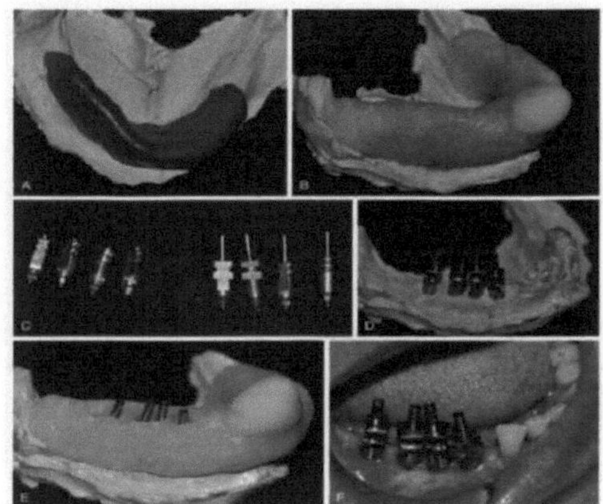

A) A cera é utilizada como espaçador e para bloquear os cortes inferiores e (B) é fabricada uma moldeira especial sobre o molde. (C e d) Os pilares de moldagem da moldeira fechada são removidos do molde e substituídos pelos pilares de moldagem da moldeira aberta. (E) O espaçador é removido da moldeira especial e são preparados orifícios sobre os locais dos implantes, de modo a que os parafusos de ligação longos dos pilares de impressão saiam para fora e acima da moldeira. (F) Os pilares de moldagem da moldeira aberta são inseridos sobre os implantes na boca do paciente

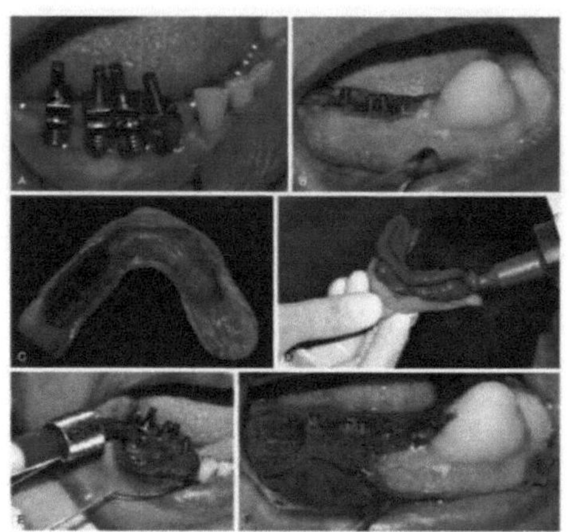

A) Os orifícios dos parafusos são bloqueados com cera e (B) procede-se à prova de contacto, para um assentamento completo e passivo da moldeira especial. (C) Deve ser utilizado um adesivo de moldeira na superfície interna e nas bordas da moldeira. (D-F) A moldagem é efectuada com material de moldagem de poliéter (3M ESPE, Impregum Penta), com os parafusos dos pilares a saírem para fora e acima da impressão.

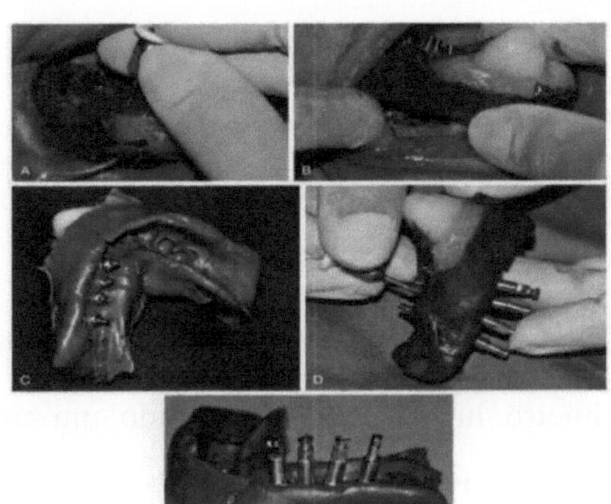

A) Todos os parafusos de ligação devem ser desaparafusados dos implantes, (B) antes de remover a impressão da boca do paciente. (C) Ao remover a impressão da boca do paciente, os pilares da moldeira aberta saem firmemente encaixados na impressão. (D e e) Os análogos são montados com os pilares e os parafusos de ligação são apertados.

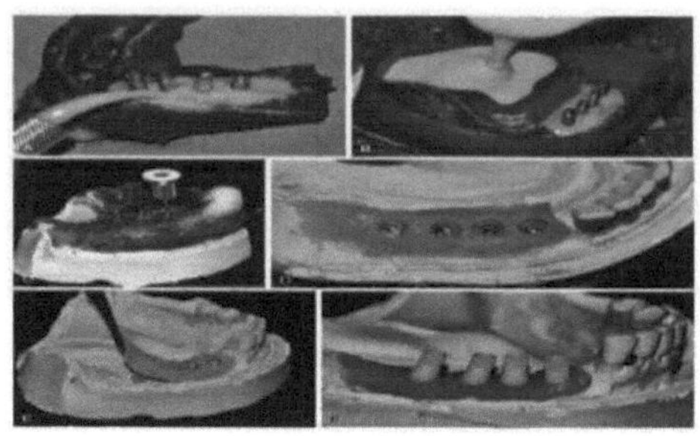

(A) Em primeiro lugar, deve ser vertido um material de replicação de tecidos moles (Multisil Mask, Bredent, Alemanha) à volta das conexões dos análogos de pilar na impressão (B), seguido do vazamento da impressão utilizando material de pedra de alta resistência. (C e d) Mais uma vez, os parafusos dos pilares devem ser desenroscados dos análogos antes de remover a impressão do molde. (E) A utilização de material de replicação de tecidos moles tem as vantagens de uma remoção fácil dos pilares dos análogos sem fratura do material de moldagem, de uma fácil visualização e trabalho na plataforma analógica pelo técnico de laboratório, uma vez que este material pode ser removido e substituído tantas vezes quantas as necessárias sem qualquer distorção. (F) Os pilares de plástico fundido adequados são inseridos sobre os análogos e fixados com parafusos de ligação de titânio.

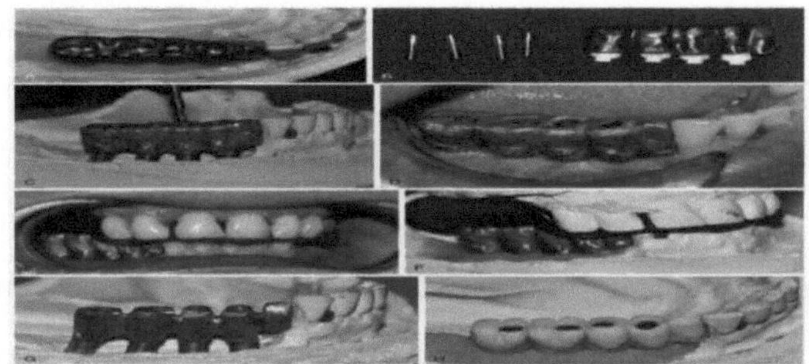

Temas UFO. Impressões de implantes e próteses [Internet]. Odontologia de Bolso. 2015 [citado 2024 Mar 9].

CARGA DE IMPLANTES

Carga convencional: A carga convencional é definida como a restauração protética e a carga funcional de um implante osteointegrado após um período de cicatrização de três a seis meses. Como referido, este protocolo foi originalmente definido para implantes com superfícies maquinadas. Muitas vezes, mas nem sempre, os implantes que seguem o protocolo de carga convencional são

colocado e depois o local da cirurgia é fechado, exigindo uma segunda fase da cirurgia para "descobrir" o implante. Esta situação é por vezes descrita como carga retardada

Carga imediata No outro extremo do espetro está a carga

imediata do implante. A carga imediata é definida como a restauração do implante em contacto oclusal no prazo de 48 horas após a colocação do implante. Levado ao extremo, o implante com carga imediata pode ser colocado e restaurado definitivamente, tudo num prazo de 48 horas. A carga imediata reduziu consideravelmente o período de transição entre a colocação do implante e a restauração do implante. As vantagens para o doente incluem a redução do tempo total de tratamento, a redução do número de visitas ao médico, o conforto durante o período de cicatrização e a melhoria dos aspectos estéticos e fonéticos.

Restauração imediata A restauração imediata ou provisionalização imediata é semelhante à carga imediata. O implante é restaurado no prazo de 48 horas mas, neste caso, a restauração é deixada de fora de qualquer oclusão funcional. É importante esclarecer que a carga imediata e a restauração imediata são independentes da colocação imediata do implante. Embora muitas vezes os protocolos devam ser considerados independentemente quando se planeia o tratamento de pacientes parcialmente e totalmente dentados.

Carga precoce A carga precoce situa-se temporalmente entre a carga convencional e a carga imediata. A carga precoce é definida como a carga protética ou a utilização de um implante em qualquer altura entre a carga imediata e a carga convencional.[44]

O pré-carregamento ou alongamento do parafuso coloca os componentes sob tensão suficiente para criar um alongamento do material dentro do seu limite elástico. O pré-carregamento pode reduzir o afrouxamento do parafuso. Como resultado, os componentes esticam e mantêm a fixação apesar da vibração e das forças externas. O alongamento do metal está relacionado com o módulo de elasticidade, que depende do tipo de material, da sua largura, do desenho e da quantidade de tensão aplicada por área. Assim, um parafuso de ouro apresenta um maior alongamento, mas uma menor tensão de cedência do que um parafuso feito de liga de titânio. Um parafuso de prótese pode apresentar uma fratura dúctil por torção a 16,5 N-cm contra 40 N-cm para um parafuso de pilar de material e tamanho diferentes

CONSEQUÊNCIAS DA SOBRECARGA BIOMECÂNICA:

- Falha precoce do implante

- Perda óssea precoce da crista

- Falha intermédia a tardia do implante
  Perda óssea do implante intermédia a tardia

  - Afrouxamento de parafusos (pilar e coping da prótese)

  - Restauração não cimentada

  - Fratura de componentes

  - Fratura de porcelana

  - Fratura da prótese ■ Doença periimplantar (por perda óssea)

    Estas recomendações clínicas descrevem vários

    pontos importantes relativamente à comparação

entre os protocolos de carga imediata de implantes e a carga convencional:

1. **Maior satisfação do paciente**: A função imediata conduz normalmente a uma maior satisfação do paciente em comparação com os métodos de carga convencionais.

2. **Complexidade acrescida**: Os protocolos de carga imediata aumentam a complexidade do planeamento e do tratamento, exigindo uma consideração cuidadosa de vários factores.

3 . **Redução do número de visitas**: O carregamento imediato pode reduzir o número de visitas dos pacientes, proporcionando potencialmente comodidade e eficiência no processo de tratamento.

4.**Defesa das restaurações provisórias**: As restaurações provisórias são recomendadas antes da entrega das restaurações definitivas, garantindo a função e a estética adequadas durante o processo de cicatrização.

5.**Estabilidade primária e posição protética**: A carga

imediata só deve ser efectuada em situações em que exista uma estabilidade primária adequada (normalmente >30 Ncm) e um posicionamento protético correto.

6. **Considerações sobre o bruxismo e o cerramento**: Os protocolos de carga imediata devem ser evitados em doentes com bruxismo e cerramento devido ao risco acrescido de complicações.

7. **Seleção e adesão do paciente**: A seleção cuidadosa do doente e um elevado nível de colaboração do doente são cruciais para o sucesso da carga imediata do implante.

8. **Planeamento antes da extração do dente**: A carga imediata do implante deve ser considerada e planeada antes da extração do dente, sempre que possível.

9. **Resultados melhorados com o aumento**: A carga imediata em combinação com a colocação imediata de implantes e o aumento de tecido necessário pode resultar em melhores resultados clínicos e estéticos, especialmente em casos de

substituição de um único dente.

10. **Importância de uma mucosa aderente adequada**: A criação e manutenção de uma largura adequada da mucosa aderente à volta dos implantes de carga imediata são cruciais para o sucesso e estabilidade a longo prazo.

TABLE 2.2 Loading Strategies for Dental Implants

Immediate loading	Enhanced primary stability	Loading is temporally irrelevant with respect to osseointegration	Implant placement with primary stability and prosthetic loading occurs at the same clinical visit
Early loading	Primary stability	Loading after onset of osteogenesis, before attaining osseointegration	Implant loading occurs 2–3 weeks* after implant placement
Conventional loading	Primary stability	Loading after osteogenesis and woven bone remodeling to load-bearing lamellar bone	Implants are loaded 3–6 months after healing in a submerged or nonsubmerged mucosal orientation
Delayed loading	Stability limited	Loading after protracted period and process of bone formation involving low-density or augmented bone	Loading 6–12 months after implants are placed without primary stability, when implants are placed into bone of low density, and when implants are placed into extraction sockets or concomitant with bone grafting without significant primary stability

*Rapid loading should not perturb initial healing (blood clot formation, cellular infiltration, and onset of epithelialization, approximately 2–3 weeks of healing). Provisionalization infers no occlusal contact for restoration of unsplinted implants.
From Cooper LF, De Kok IJ, Rojas-Vizcaya F, Pungpapong P, Chang KH. The immediate loading of dental implants. Inclusive Mag 2011;2(2).

PROTOCOLO DE CARREGAMENTO IMEDIATO:

PACIENTES PARCIALMENTE DESDENTADOS

Os implantes dentários imediatos para implantes unitários são apoiados por ensaios clínicos que demonstram taxas de sobrevivência satisfatórias. No entanto, os implantes unitários de carga imediata revelaram taxas de fracasso mais elevadas em comparação com os protocolos de cicatrização retardada. Os estudos não demonstraram resultados estéticos e de tecidos moles superiores com a carga imediata. Misch introduziu o conceito N-FIT, utilizando próteses provisórias principalmente para fins estéticos sem contacto oclusal

Protocolo CirúrgicoZProtético para implantes unitários

Após a colocação de um implante dentário unitário, o médico tem três opções à sua disposição:

1. Técnica em duas fases: implica um atraso na cicatrização e uma segunda cirurgia para expor o implante antes da reabilitação protética

2. Técnica de uma fase: é colocado um pilar de cicatrização após o implante

colocação, a cicatrização é concluída e a reabilitação protética é atrasada

3. Restauração imediata com uma prótese provisória: pode ser carregada ou não funcional; raramente um implante imediato de um único dente é colocado diretamente em função devido ao aumento das forças biomecânicas que podem resultar numa cicatrização deficiente ou na falha do implante

<u>Após a colocação do implante, opções para provisionalizar a restauração do implante:</u>

- Fabrico de uma coroa de implante pelo laboratório dentário, onde o médico ajusta um pilar do tipo stock para colocação. Isto pode resultar numa prótese cimentada ou aparafusada.

- Utilização de uma coroa pré-fabricada pelo clínico, envolvendo normalmente a inserção e preparação de um pilar de reserva ou pré-fabricado antes do fabrico da restauração provisória para satisfazer os requisitos estéticos e funcionais.

- Aplicação de um material compósito colado a um pilar pré-fabricado ou de madeira e a um pilar adjacente

dentes.

- Após a colocação do implante, o médico faz uma moldagem juntamente com os registos do maxilar e a oposição

impressões. É inicialmente colocado um pilar de cicatrização. Aproximadamente 2 semanas após a colocação, aquando da remoção da sutura, o pilar de cicatrização é substituído por um pilar modificado em laboratório e uma prótese provisória, exemplificando a carga precoce.[45]

As avaliações actuais mostram um resultado bem sucedido para restaurações fixas aparafusadas e overdentures retidas por barra ou bola no maxilar completamente edêntulo. Desconsiderando outros factores de confusão potenciais incluídos (como a situação anatómica, a qualidade do osso, a relação da mandíbula, os componentes relacionados com o implante, etc.) e relacionando-os exclusivamente com a perda estimada do implante pós-carga, podem ser feitas as seguintes afirmações:

MAXILLA

A inserção de seis ou mais implantes para uma reconstrução fixa no maxilar revela resultados favoráveis O conceito "All-on-4" para o maxilar, apenas foi encontrado um estudo com um nível aceitável de evidência, revelando um resultado extremamente satisfatório

MANIPULÁVEL

A inserção de quatro implantes para uma restauração fixa na mandíbula edêntula revela resultados satisfatórios Declarações de consenso relativas à reabilitação protética com implantes da maxila As próteses removíveis podem estar associadas a taxas de perda de implantes pós-carga mais elevadas do que as próteses fixas. O risco de perda de implantes aumentou ainda mais quando as próteses removíveis foram suportadas por menos de quatro implantes [45]

1. **Protocolo de carga de Branemark:** nivelado com o osso, coberto com gengiva. Prótese definitiva após 3 a 6 meses de cicatrização inicial. Dieta mole/dura

2 . **Carga progressiva:** Nivelado com o osso, coberto com gengiva. A prótese provisória é colocada progressivamente em oclusão, consoante a densidade óssea. Dieta mole/dura

3. **Protocolo de fase única não submerso**: Implantes não submersos, descarga dentro de 1-2 mmof do nível gengival. Dieta suave

4 . **Carga funcional imediata**: Restauração provisória

colocada no mesmo dia da cirurgia, em oclusão. Dieta mole

5. **Carga imediata não funcional:** Restauração provisória colocada no mesmo dia da cirurgia, não em oclusão. Dieta suave

6. **Carga precoce:** Coroas definitivas no prazo de 3 semanas após a cirurgia, em oclusão. Dieta mole/dura

7. **Carga atrasada:** Implante sujeito a carga após mais de 6 semanas após a cirurgia. Dieta mole/dura

8. **Carga prevista:** A prótese provisória é colocada cerca de 2 meses após a cirurgia.Dieta mole/dura

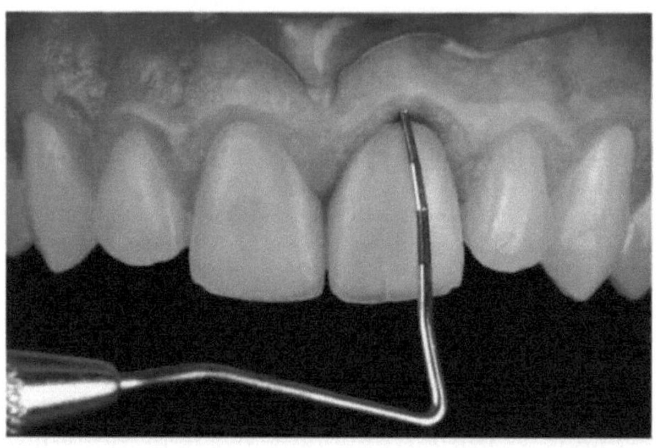

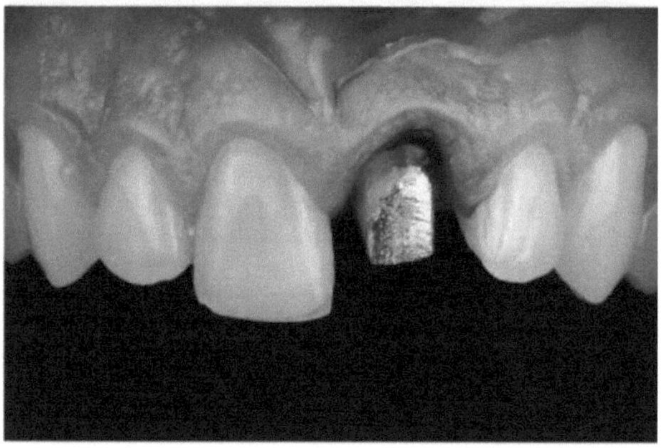

A) Foi fabricada uma restauração provisória para o dente a ser extraído

B) O dente foi preparado e é efectuada uma moldagem PVS

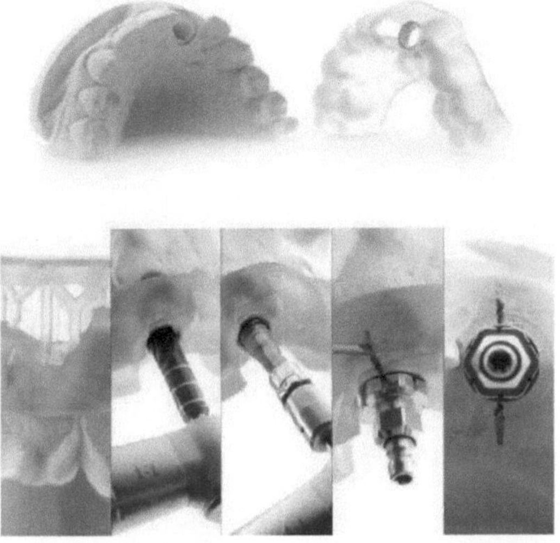

C) O molde mestre foi feito de resina epóxi e preparado

para simular a colocação ideal do implante através da guia

cirúrgica impressa em 3D

D) Procedimento passo-a-passo para colocar o análogo
   do implante no molde principal

Pawar DrNN, Karkar DrPA. Protocolo de carga em implantologia dentária: Uma revisão do International Journal of Applied Dental Sciences[Internet]. 2020 Jul 1 [citado 2023 Out 24];6(3):578

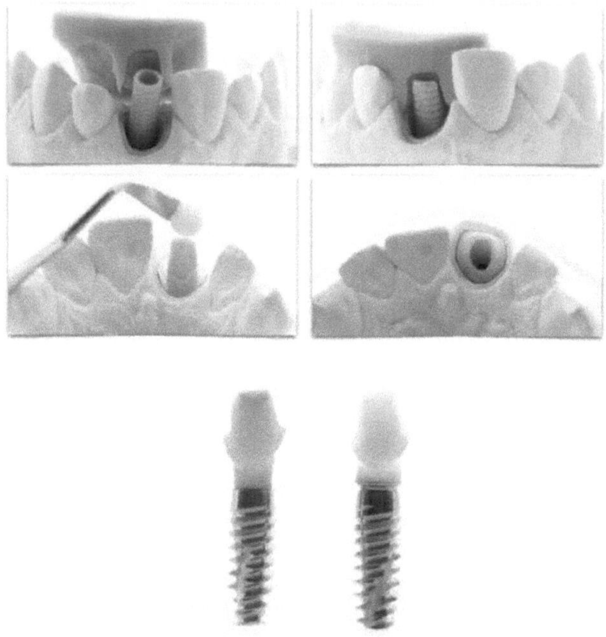

E) O perfil de emergência é criado num pilar provisório de plástico com compósito

F) O pilar definitivo de zircónio é uma réplica do pilar de compósito feito à medida e do dente original preparado

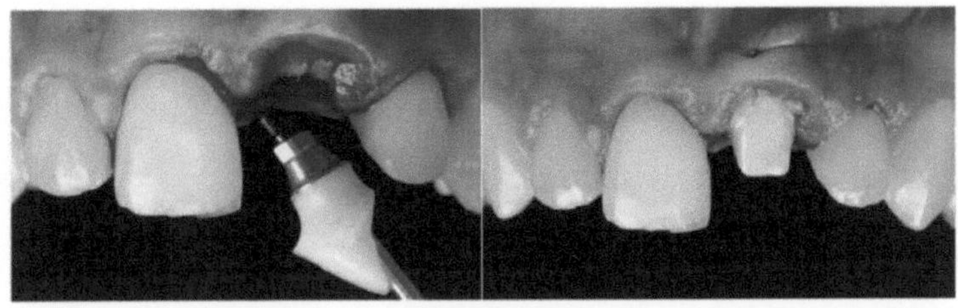

Inserção do pilar, que foi moldado de forma côncava nas áreas abaixo da linha de
acabamento marginal

Pawar DrNN, Karkar DrPA. Protocolo de carga em implantologia dentária: Uma
revisão.

Jornal Internacional de Ciências Dentárias Aplicadas [Internet]. 2020 Jul 1 [citado
2023
24 de outubro];6(3):578-87

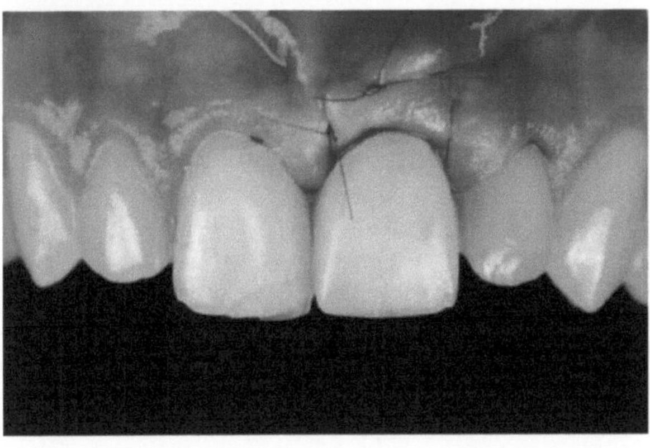

O pilar revestido foi colocado com um cimento provisório

Pawar DrNN, Karkar DrPA. Protocolo de carga em implantologia dentária: Uma
revisão. Jornal Internacional de Ciências Dentárias Aplicadas [Internet]. 2020 Jul
1 [citado 2023 Out 24];6(3):578-87

PILAR DE CICATRIZAÇÃO

Um pilar de cicatrização de implantes desempenha um papel crucial no tratamento com implantes dentários, desempenhando duas funções principais:

Promover a cicatrização: O pilar de cicatrização ajuda a promover a cicatrização dos tecidos moles e duros peri-implantares durante a fase inicial de cicatrização após a colocação do implante. Ajuda na formação de uma vedação estável dos tecidos moles à volta do implante e também apoia a formação de contornos adequados dos tecidos moles.

Proteção do local do implante: Durante a fase inicial de cicatrização pós-cirúrgica, o pilar de cicatrização actua como uma barreira, protegendo o local do implante da acumulação de placa ou detritos. Esta proteção é essencial para prevenir infecções e garantir o sucesso do processo de integração do implante.

CLASSIFICADO

Pilar de cicatrização standard: Estes são pilares de cicatrização pré-fabricados fornecidos pelos fabricantes em tamanhos e formas padrão. Normalmente, têm uma forma cilíndrica sem quaisquer caraterísticas específicas, como hexágonos ou outras formas geométricas. A simplicidade do seu design permite uma inserção fácil em várias direcções durante a fase de cicatrização.[8]

Pilar de cicatrização personalizado: Os pilares de cicatrização personalizados são concebidos especificamente para corresponder aos requisitos anatómicos de cada paciente. São concebidos com base em impressões ou digitalizações do local do implante do paciente. Os pilares de cicatrização personalizados podem ter várias formas, contornos e caraterísticas para se adaptarem com precisão às necessidades exclusivas do paciente, promovendo uma cicatrização óptima dos tecidos e resultados estéticos A cicatrização progride e os tecidos à volta do implante amadurecem, formando-se normalmente um perfil de emergência gengival peri-implantar redondo. Este perfil de emergência refere-se ao contorno do tecido mole à medida que emerge à volta do pilar do implante. Embora este perfil redondo seja um resultado natural da cicatrização, pode nem sempre corresponder à forma desejada para uma estética ou função óptimas.[8]

Por conseguinte, pode ser necessário um condicionamento gengival adicional para moldar o tecido na forma pretendida. Isto pode envolver procedimentos como a gengivoplastia ou a escultura gengival para refinar os contornos da gengiva à volta do local do implante, criando um perfil de emergência esteticamente mais agradável que se harmonize com a dentição circundante.[46]

A ideia de modificar o contorno do pilar de cicatrização padrão para melhorar a cicatrização dos tecidos moles e a estética, como inicialmente descrito por Pow e McMillan, é particularmente relevante nos casos em que a provisionalização imediata é restrita devido à incapacidade de eliminar completamente a carga oclusal, especialmente na região posterior.

Por conseguinte, nestes casos, um pilar de cicatrização pré-fabricado padrão é ligado ao implante para permitir a cicatrização dos tecidos moles peri-implante até ser alcançada uma osseointegração suficiente, embora levando a uma

duração global prolongada do tratamento[47]

Com base nos pilares de cicatrização personalizados para a terapia com implantes dentários, torna-se evidente que a escolha do material é de extrema importância, uma vez que influencia significativamente o processo de cicatrização dos tecidos peri-implantares e a subsequente maturação dos tecidos. Os diferentes materiais habitualmente utilizados em medicina dentária oferecem propriedades variadas, desde a biocompatibilidade à resistência mecânica, tendo cada um deles um impacto diferente nos tecidos moles e duros circundantes. Compreender estas diferenças de materiais é crucial para os clínicos tomarem decisões informadas relativamente à seleção de pilares de cicatrização, garantindo resultados óptimos e sucesso a longo prazo no tratamento com implantes.

<u>**Materiais utilizados para pilares de cicatrização personalizados e respectivas propriedades**</u>

Materiais utilizados para pilar de cicatrização personalizado

Os materiais utilizados para o fabrico de pilares de cicatrização personalizados são os habitualmente utilizados em medicina dentária, incluindo: Polieteretercetona (PEEK) , Polimetilmetacrilato (PMMA) , zircónia , titânio , e resina composta . Podem ser fabricados a partir de materiais monolíticos ou em combinações destes materiais[48]

POLIÉTER-ÉTER-CETONA (PEEK)

O PEEK é um polímero termoplástico sintético, da cor do dente, que pertence à família PAEK (poliariletercetona). O PEEK apresenta propriedades físicas, mecânicas e biológicas superiores para aplicações biomédicas, tais como em ortopedia e medicina dentária[50]

A estrutura do PEEK contém anéis aromáticos repetidos dos grupos éter, que proporcionam flexibilidade estrutural, e grupos cetónicos repetidos que proporcionam rigidez[51]

O PEEK pode ser utilizado como um material de estrutura sem metal para próteses fixas e removíveis e vários componentes em implantologia dentária, incluindo acessórios de implantes, pilares de implantes, pilares provisórios e pilares de cicatrização; outras aplicações incluem endocrowns e talas oclusais[52]

Embora o PEEK apresente propriedades superiores, o fabrico de pilares de cicatrização personalizados em PEEK requer a utilização da tecnologia CAD/CAM, limitando assim o fabrico de PEEK puro no consultório pilares de cicatrização personalizados. Os desenhos virtuais utilizando software de implantes dentários permitem que os pilares de cicatrização personalizados PEEK monolíticos sejam fabricados antes da cirurgia de implantes e sejam inseridos após a colocação do implante[53]

Quando os pilares de cicatrização personalizados são fabricados em PEEK, podem ser ajustados para se adaptarem ao local do implante, adicionando ou reduzindo o contorno intra-oralmente Quando combinados com o compósito, a rugosidade das superfícies PEEK aumenta a força de ligação com a resina de revestimento

POLIMETACRILATO DE METILO (PMMA)

O poli(metacrilato de metilo) (PMMA) é o polímero mais utilizado em medicina dentária.

O polímero de PMMA é preparado utilizando um monómero líquido de metacrilato de metilo (MMA), juntamente com agentes reticulantes e inibidores, e um pó de PMMA pré-polimerizado, juntamente com aditivos como pigmentos e fibras sintéticas de nylon ou acrílicas [54]

A autopolimerização ou PMMA autopolimerizável é amplamente utilizada em restaurações provisórias diretas devido a várias vantagens, incluindo o baixo custo, qualidades estéticas aceitáveis, boa resistência ao desgaste, elevada capacidade de polimento, estabilidade da cor e um bom ajuste marginal com uma resistência transversal óptima. O PMMA autopolimerizável é um monómero MMA residual bem reportado, que tem a possibilidade de causar irritação em alguns pacientes [55]

O ambiente salivar pode levar à degradação do PMMA, aumentando a difusão do monómero MMA residual devido às propriedades polares da molécula de resina imersa[56]

ZIRCONIA

O zircónio, um dióxido cristalino de zircónio, é altamente valorizado na medicina dentária devido às suas propriedades excepcionais. Estas incluem dureza superior, força, resistência à fadiga, excelentes propriedades de desgaste e biocompatibilidade. Em aplicações dentárias, a "zircónia dentária" refere-se normalmente a uma forma modificada conhecida como policristal de zircónia tetragonal de ítria (Y- TZP). A ítria, um composto de ítrio, é adicionada para estabilizar a estrutura cristalina durante a cozedura a altas temperaturas e melhorar as caraterísticas físicas da zircónia.

Um dos principais fenómenos associados à zircónia em medicina dentária é a transformação da fase tetragonal em monoclínica que ocorre sob tensão, conhecida como endurecimento por transformação. Esta transformação é significativa porque a fase monoclínica ocupa cerca de 4% mais volume do que a fase tetragonal. Esta alteração de volume inibe a propagação de fendas, tornando a zircónia mais resistente a fracturas e falhas do material, particularmente em aplicações como pilares de cicatrização personalizados.

Essencialmente, a capacidade da zircónia para sofrer esta transformação de fase sob tensão ajuda a mitigar a propagação de fissuras, aumentando assim a durabilidade e a fiabilidade dos componentes dentários fabricados com este material.

Quando a zircónia é fabricada utilizando a tecnologia CAD/CAM (Computer-Aided Design/Computer-Aided Manufacturing), existe o risco de maquinação excessiva, que pode induzir tensões de tração na superfície do material. Esta maquinação excessiva tem o potencial de afetar diretamente as propriedades do material. Especificamente, pode levar ao enfraquecimento ou alteração das caraterísticas mecânicas do material.

No contexto do fabrico de pilares de cicatrização personalizados a partir de zircónio, recomenda-se que se minimizem os ajustes adicionais a estes pilares após o fabrico. Esta precaução é aconselhada para reduzir a propagação do fenómeno acima mencionado relacionado com a maquinação excessiva. Ao minimizar os ajustes adicionais, o risco de induzir tensões de tração adicionais na superfície do material pode ser mitigado, preservando assim a integridade e as propriedades do pilar de zircónia[57-59]

COMPÓSITO DE RESINA

O compósito de resina é um dos materiais dentários mais utilizados para restauração direta. O compósito de resina dentária é normalmente constituído por uma mistura de resinas dentárias e diversas cargas inorgânicas. As resinas contêm dois ou mais monómeros para obter as propriedades mecânicas desejadas[60]

Os monómeros de base incluem metacrilato de bisfenol A

glicidílico (Bis-GMA), dimetacrilato de bisfenol A etoxilado (Bis-EMA), dimetacrilato de uretano (UDMA) e diluentes de reticulação para ajustar a viscosidade das misturas; o dimetacrilato de trietilenoglicol (TEGDMA), o dimetacrilato de decanediol (D3MA) e o metacrilato de 2-hidroxietilo (HEMA) são as composições mais comuns dos compósitos de resina dentária[61]

Têm sido utilizados dois tipos de compósitos de resina para o fabrico de pilares de cicatrização personalizados: materiais fluidos [64] e materiais embaláveis. O compósito de resina apresenta um módulo de elasticidade baixo, mas uma elevada resistência à fratura e à tração. Foi demonstrado que tanto os pilares de cerâmica como os de resina composta têm uma taxa de falha semelhante durante os testes de fadiga acelerada in vitro, sugerindo que a resina composta pode ser utilizada para
fabricar pilares de cicatrização.

TITÂNIO

O titânio é geralmente utilizado em tratamentos com implantes. O titânio comercialmente puro (cp-Ti) e a liga de titânio (Ti- 6Al-4V) continuam a ser os materiais mais utilizados em aplicações biomédicas. O cp-Ti está disponível em quatro classes, numeradas de 1 a 4, de acordo com o grau de pureza e o teor de oxigénio no processamento[62]

O mais utilizado em implantes dentários é o cp-Ti de grau 4, devido à sua resistência mecânica, e contém o teor de oxigénio mais elevado (cerca de 0,4%).

Os componentes dos implantes, tais como acessórios, pilares, parafusos e pilares de cicatrização, podem ser fabricados com cp-Ti e respectivas ligas devido à sua excelente biocompatibilidade, resistência à corrosão, elevada resistência e baixo módulo de elasticidade 3[6]

Importância clínica Os pilares de cicatrização personalizados oferecem vários benefícios clínicos na implantologia dentária:

- **Preservação dos perfis de emergência:**
  A preservação dos perfis de emergência naturais dos dentes adjacentes é fundamental para alcançar uma

estética óptima em restaurações implanto-suportadas. Os pilares de cicatrização personalizados ajudam a manter estes perfis ao imitarem de perto os contornos da dentição natural, promovendo assim uma transição perfeita entre a restauração de implante e os dentes circundantes

- **Gestão dos tecidos moles**: A gestão correta dos tecidos moles é essencial para uma integração bem sucedida do implante e estabilidade a longo prazo. Os pilares de cicatrização personalizados facilitam a formação de tecido mole peri-implantar saudável, proporcionando um suporte e contorno adequados, o que ajuda a evitar complicações como a recessão do tecido e a exposição do implante

- . **Melhoria dos resultados estéticos:** Ao preservar a arquitetura dos tecidos moles e ao promover uma cicatrização favorável dos tecidos, os pilares de cicatrização personalizados contribuem para melhorar os resultados estéticos na implantologia dentária. Apoiam o desenvolvimento de contornos gengivais harmoniosos e asseguram um perfil de emergência de aspeto natural para a restauração final

- . **Fecho do local do implante:** O fecho adequado do local do implante é crucial para evitar a invasão bacteriana e promover uma cicatrização sem intercorrências. Os pilares de cicatrização personalizados ajudam a selar eficazmente o local do implante, reduzindo o risco de complicações como a infeção e a deiscência. Isto promove um ambiente propício à osteointegração e assegura resultados de tratamento previsíveis

OS BENEFÍCIOS DA UTILIZAÇÃO DE UM PILAR DE CICATRIZAÇÃO PERSONALIZADO IMEDIATAMENTE APÓS A PRIMEIRA CIRURGIA PARA ORIENTAR A CICATRIZAÇÃO DOS TECIDOS MOLES E APOIAR A MUCOSA PERI-IMPLANTAR:

1. **Organização das fibras de colagénio e adesão da mucosa**: Após 4 semanas de cicatrização dos tecidos moles, as fibras de colagénio começam a organizar-se e a adesão madura da mucosa ocorre tipicamente após 6-8 semanas. Isto sugere um período crítico para

a maturação dos tecidos moles.

2. **Inserção imediata do pilar de cicatrização personalizado**: A inserção de um pilar de cicatrização personalizado durante a cirurgia inicial pode ajudar a orientar a biologia dos tecidos moles, evitando lesões locais adicionais e reduzindo o tempo necessário para a cicatrização dos tecidos moles. Esta colocação imediata suporta a adesão celular, o que ajuda a manter a arquitetura da mucosa periimplantar.

3. **Conceito de vedação de soquetes protéticos**: O

   O pilar de cicatrização personalizado actua como uma barreira protetora e ajuda a conter qualquer material de substituição óssea utilizado para preencher as lacunas à volta do implante. Este conceito, conhecido como vedação do alvéolo protético, minimiza a necessidade de procedimentos invasivos para conseguir o fecho primário da ferida.

4. **Estabilização do material de enxerto**: A colocação de um pilar de cicatrização com contornos ou de uma restauração provisória pode estabilizar o material do

enxerto, limitando as alterações de contorno do rebordo. Esta estabilização é importante para preservar a forma e o volume dos tecidos circundantes, facilitando a integração bem sucedida do implante e a restauração final.

COROA PROVISÓRIA

As coroas provisórias desempenham um papel crucial no processo de prótese implanto-suportada, proporcionando benefícios funcionais e estéticos durante a fase de cicatrização antes da colocação de restaurações protéticas definitivas. Eis os tipos comuns de coroas provisórias utilizadas em implantologia dentária:

1. **Coroas provisórias pré-fabricadas**:

- Coroas provisórias pré-fabricadas são coroas pré-fabricadas concebidas para se adaptarem a pilares de implantes padrão ou a pilares temporários.

- São normalmente fabricados em resina acrílica ou materiais compósitos.

- Estas coroas estão disponíveis em várias formas, tamanhos e tonalidades, permitindo uma fácil personalização para combinar com os dentes naturais do paciente.

2. **Coroas temporárias fabricadas à medida**:

3. **Coroas de pilar de cicatrização**:

- As coroas provisórias fabricadas à medida
  são criadas individualmente para se
  adaptarem com precisão ao pilar do
  implante ou ao pilar provisório.

- São normalmente fabricados no laboratório
  de prótese dentária com base em
  impressões ou digitalizações da boca do
  paciente.

- As coroas provisórias personalizadas
  oferecem uma estética e adaptação
  superiores às coroas pré-fabricadas, uma
  vez que são adaptadas aos requisitos
  anatómicos e estéticos específicos do
  paciente.

- As coroas de pilar de cicatrização têm um
  duplo objetivo: manter os contornos dos
  tecidos moles e proporcionar uma
  substituição temporária do dente.

- Estas coroas são fixadas a pilares de
  cicatrização, que são colocados nos

implantes durante a fase de cicatrização

para moldar o tecido gengival e facilitar a

integração estética.

- As coroas de pilar de cicatrização são

normalmente feitas de resina acrílica ou

materiais compósitos e são concebidas para

serem facilmente removíveis para manutenção

da higiene oral.

4. **Coroas provisórias de implantes**:

- As coroas provisórias de implantes são

coroas temporárias utilizadas para restaurar o

aspeto estético e a função do sorriso do

paciente enquanto o implante se integra no

osso circundante.

- São normalmente fabricadas pelo dentista no

consultório, utilizando materiais para coroas

provisórias, como compósito bis-acrílico ou

resina.

- As coroas provisórias de implantes são

concebidas para proporcionar uma

substituição imediata do dente e podem ser facilmente ajustadas ou modificadas conforme necessário durante o período de cicatrização.

5. **ImmediateLoadTemporaryCrowns**:

- Nalguns casos, as coroas provisórias de carga imediata ou "no próprio dia" podem ser colocadas nos implantes imediatamente após a cirurgia de colocação do implante.

- Estas coroas provisórias permitem que os pacientes saiam do consultório dentário com a restauração da estética e da função.

- As coroas provisórias de carga imediata são normalmente fabricadas com materiais de coroa provisória e podem exigir um ajuste oclusal cuidadoso para evitar uma força excessiva sobre os implantes durante a fase de cicatrização.

CARGA IMEDIATA TEMPORÁRIA

As coroas, também conhecidas como coroas provisórias imediatas ou coroas provisórias imediatas, são restaurações provisórias colocadas em implantes dentários imediatamente após a cirurgia de colocação do implante, permitindo a função imediata da prótese suportada pelo implante. Eis um resumo pormenorizado:

1. **Objetivo**:

- As coroas provisórias de carga imediata servem como restaurações provisórias durante o período de cicatrização após a cirurgia de implante até que a restauração definitiva seja fabricada e colocada.

- Proporcionam estética, função e proteção ao local do implante, promovendo simultaneamente a cicatrização dos tecidos moles e mantendo um perfil de emergência adequado.

2. **Tempo**:

- As coroas provisórias de carga imediata são colocadas imediatamente após a cirurgia de implantes, muitas vezes na mesma consulta, para permitir a função imediata da prótese suportada por implantes.

- Esta abordagem é normalmente utilizada nos casos em que a estabilidade primária do implante é alcançada e existe qualidade e quantidade óssea suficiente para suportar a carga imediata.

3. **Fabrico**:

   - O fabrico personalizado de coroas provisórias de carga imediata implica a utilização de técnicas de consultório ou de laboratório.

   - O fabrico em consultório pode envolver a utilização de formas de coroas provisórias pré-fabricadas que são adaptadas para se ajustarem ao pilar do implante e aos tecidos moles circundantes. Estas formas são normalmente modificadas e contornadas para obter um perfil de emergência e estética adequados.

   - O fabrico em laboratório envolve a recolha de impressões do local do implante e dos dentes circundantes, seguida do fabrico de coroas provisórias utilizando materiais como a resina acrílica ou a resina composta. Estas coroas são depois cimentadas ou aparafusadas nos pilares dos implantes.

4. **Materiais**:

- As coroas provisórias para carga imediata são normalmente fabricadas com resina acrílica ou materiais de resina composta. Estes materiais proporcionam uma resistência adequada, estética e facilidade de fabrico.

- As coroas provisórias de resina acrílica podem ser facilmente ajustadas e modificadas no consultório, enquanto as coroas de resina composta podem oferecer uma estética superior e resistência ao desgaste.

5. **Vantagens**:

    função, aumentando a satisfação do doente durante o período de cicatrização.

- Promovem a cicatrização dos tecidos moles e a manutenção de um perfil de emergência adequado à volta do local do implante.

- A carga imediata pode facilitar a
  osseointegração, promovendo a carga fisiológica
  do implante.

6. **Considerações**:

- A seleção dos doentes é crucial e a carga
  imediata só deve ser considerada em casos com
  estabilidade primária e qualidade óssea adequadas.

- O ajuste oclusal correto e a estabilidade da
  mordida são essenciais para evitar forças
  excessivas sobre o implante e garantir uma
  osteointegração bem sucedida.

- São necessárias consultas de acompanhamento
  regulares para monitorizar a saúde dos tecidos
  moles e a estabilidade das coroas provisórias.

COROAS DE PILARES DE CICATRIZAÇÃO

também conhecidos como pilares de cicatrização provisórios
ou pilares de cicatrização temporários, são restaurações

temporárias utilizadas durante a fase de cicatrização após a colocação do implante dentário. Eis um resumo pormenorizado:

Objetivo:
As coroas de pilar de cicatrização são colocadas em implantes dentários imediatamente após a cirurgia ou durante

Servem para manter o espaço e a forma dos tecidos moles periimplantares, proteger o local do implante e promover a cicatrização adequada da gengiva (tecido gengival) em redor do implante.

Tempo:
As coroas de pilar de cicatrização são normalmente colocadas após a fase cirúrgica inicial da colocação do implante dentário, durante o período de cicatrização.

O momento da colocação pode variar dependendo de factores como a estabilidade primária do implante, a abordagem cirúrgica e a preferência do médico.

As coroas do pilar de cicatrização são frequentemente

substituídas por componentes protéticos definitivos, uma vez alcançada a cicatrização adequada dos tecidos moles e a estabilidade.

Conceção:

As coroas de pilar de cicatrização consistem num componente de pilar pré-fabricado ou feito à medida com uma coroa provisória anexada.

A porção do pilar foi concebida para encaixar na estrutura do implante e pode ter uma forma cónica ou cilíndrica, dependendo do sistema de implante utilizado.

A parte da coroa provisória é normalmente feita de resina acrílica ou resina composta e tem uma forma que imita o contorno e o perfil de emergência da restauração definitiva.

Função:

As coroas de pilar de cicatrização protegem o local do implante e os tecidos moles circundantes durante a fase de cicatrização.

Ajudam a manter a posição e a forma da gengiva à volta do

implante, promovendo a maturação adequada dos tecidos e a estética9.3 As coroas do pilar de cicatrização também facilitam o acesso para a manutenção da higiene oral e permitem uma avaliação fácil da cicatrização dos tecidos moles pelo médico dentista.

Colocação e remoção:

As coroas de pilar de cicatrização são colocadas no suporte do implante utilizando um parafuso ou um mecanismo de encaixe por fricção, dependendo do desenho do pilar. Normalmente, são fixadas no local com uma peça de mão ou uma chave dinamométrica para garantir o assentamento e a estabilidade corretos.

A remoção das coroas do pilar de cicatrização é simples e pode ser efectuada com instrumentos dentários. Isto permite um acesso fácil ao local do implante para procedimentos subsequentes ou para a colocação da restauração protética final.

Duração:

As coroas de pilar de cicatrização são normalmente deixadas no local durante várias semanas a meses, dependendo da avaliação do médico sobre a cicatrização e estabilidade dos tecidos moles. Uma vez alcançada a cicatrização adequada e a maturação dos tecidos, as coroas de pilar de cicatrização são substituídas por componentes protéticos definitivos, tais como pilares e coroas permanentes.

As coroas do pilar de cicatrização desempenham um papel crucial no sucesso do tratamento com implantes dentários, facilitando a cicatrização e o contorno adequados dos tecidos moles, que são essenciais para obter uma estética óptima e uma estabilidade a longo prazo da restauração suportada por implantes.

<u>TESTE DE JIG</u>

A integração de próteses dentárias completas fixas suportadas por implantes na reabilitação da boca inteira tornou-se um procedimento padrão, cada vez mais favorecido pelos clínicos

[1] Assegurar o encaixe preciso e passivo da estrutura da prótese nos implantes dentários é fundamental para atenuar as tensões adversas tanto nos componentes do implante como no tecido ósseo circundante

[2] Mesmo pequenos desajustes na prótese podem precipitar complicações mecânicas e biológicas.

[3] Os problemas mecânicos incluem o afrouxamento dos parafusos da prótese e dos seus pilares, fracturas da estrutura e lascas do material de revestimento.

[4] As ramificações biológicas das próteses mal ajustadas incluem reacções adversas nos tecidos, dor, reabsorção óssea, desconforto e comprometimento da osteointegração

[5]Consequentemente, é imperativo obter uma impressão exacta para fabricar um mastercast e assegurar o ajuste passivo da estrutura.

Existem vários métodos clínicos para avaliar a adaptação das estruturas dos implantes, incluindo a pressão alternada dos dedos, radiografias, o teste de um parafuso, o teste de resistência do parafuso, a inspeção visual direta, os meios de revelação e a sensação tátil. Apesar da variedade de técnicas disponíveis, continua a ser notória a ausência de um teste padrão universalmente aceite para avaliar de forma fiável a adaptação passiva.

Uma técnica comum para avaliar a exatidão de um molde produzido e assegurar a exatidão da impressão do implante antes do fabrico da estrutura é o gabarito de verificação.

Os gabaritos de verificação podem ser fabricados a partir de diferentes materiais, tais como resina acrílica de polimerização ligeira, resina acrílica de polimerização automática, resina composta e pedra dentária.

Um molde dentário em pedra com quatro análogos de ligações internas de implantes, dois análogos de implantes foram colocados anteriormente e dois análogos de implantes foram colocados posteriormente,

Os dois implantes da região anterior eram paralelos entre si, assim como os dois implantes da região posterior.

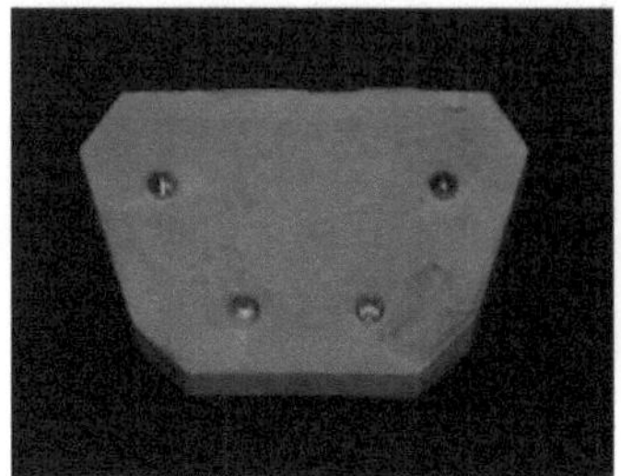
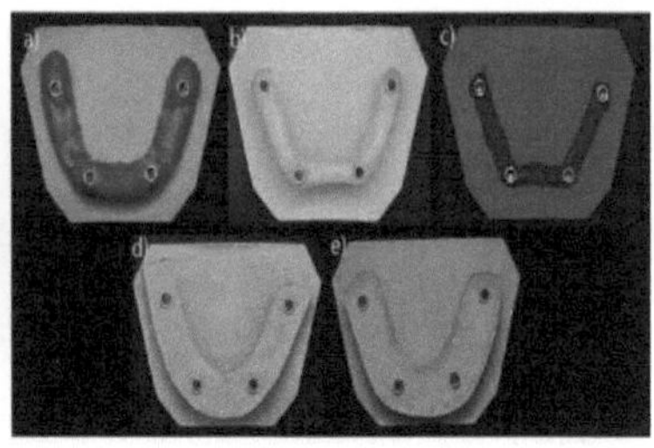

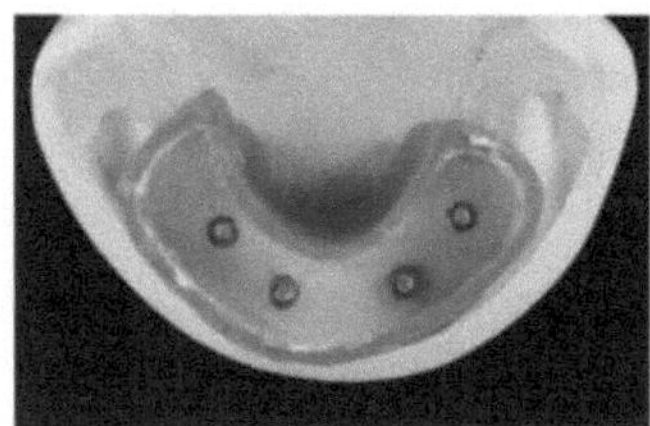
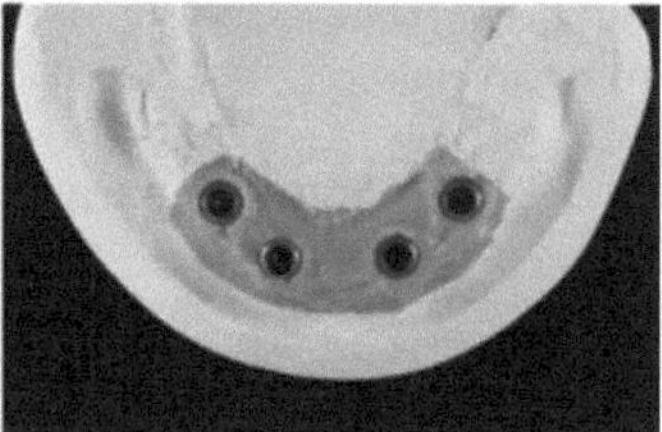

Matriz de cera para segurar o gesso durante o endurecimento, o gesso é vertido sobre
os cilindros temporários

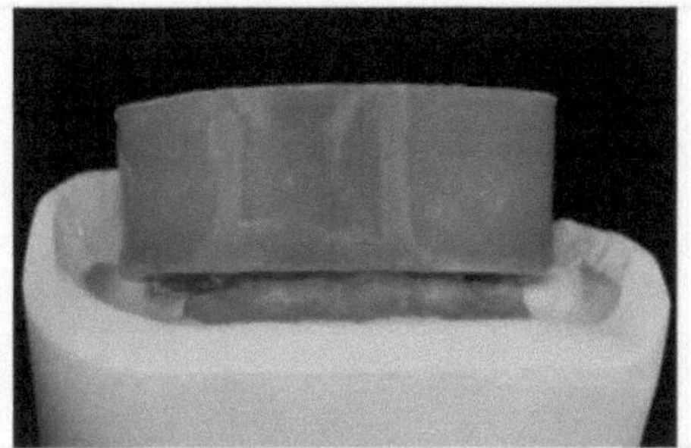

Vista frontal da matriz de cera no molde mestre

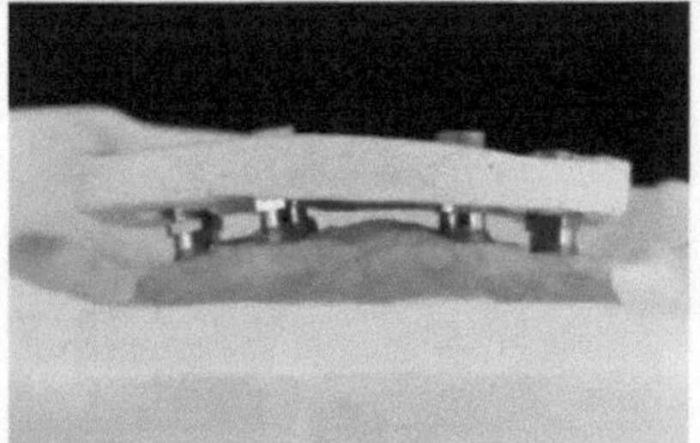

Vista frontal do gabarito de verificação de gesso no molde mestre

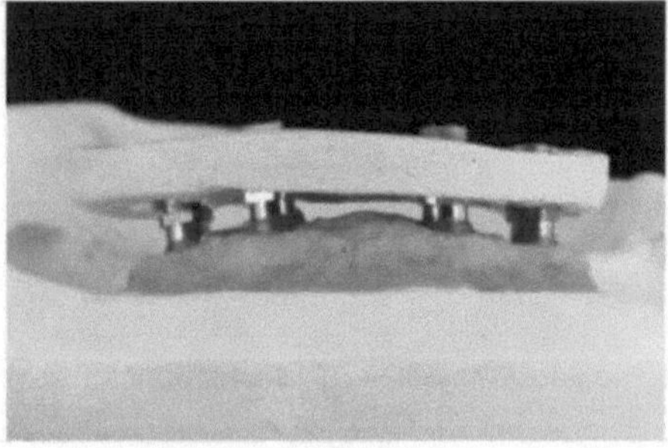

Vista frontal do gabarito de verificação de gesso no molde mestre

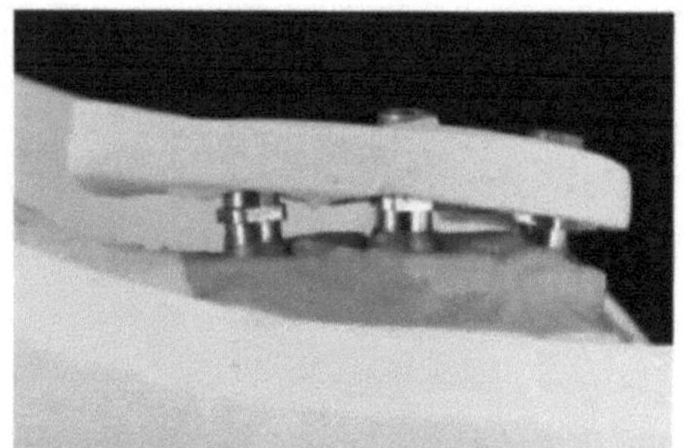

Vista lateral do dispositivo de verificação do gesso

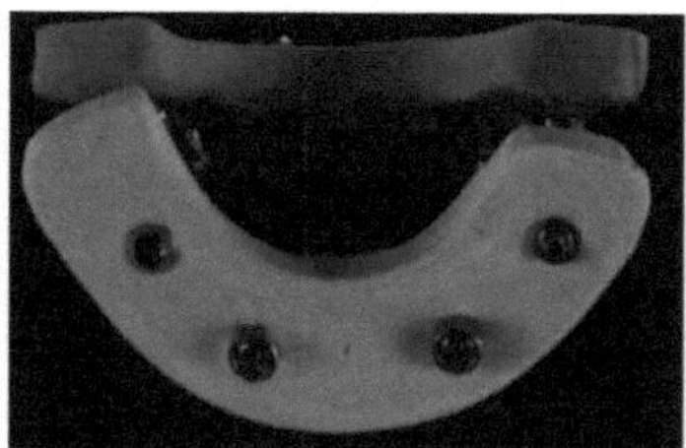

Gabarito de gesso num espelho

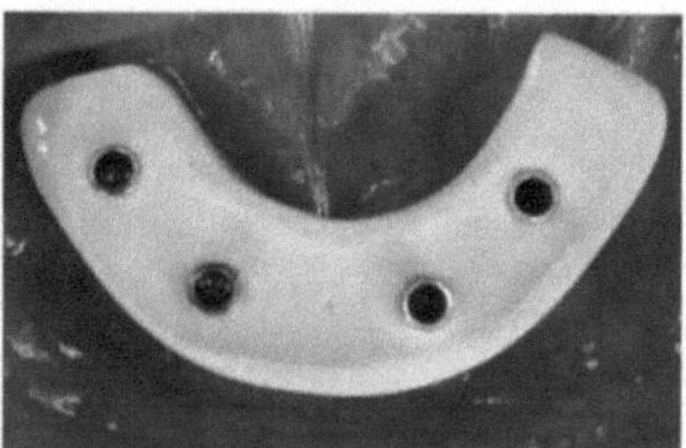

O gabarito é fixado aos implantes e é efectuado um teste de fuso para
confirmar a
passividade

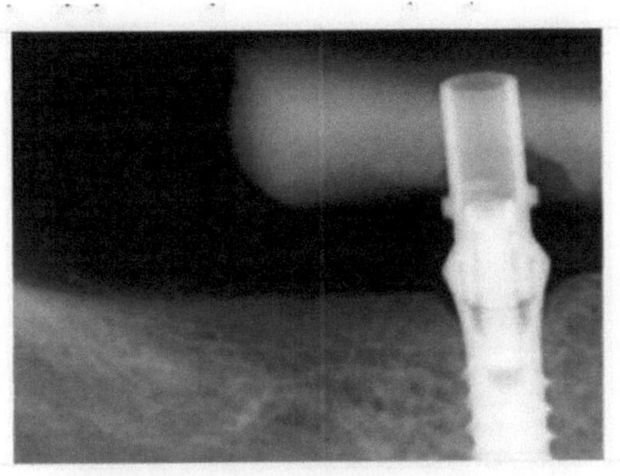

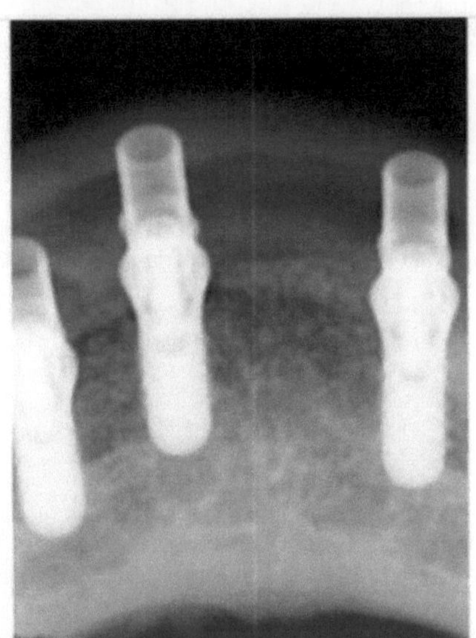

Verificação radiográfica do cilindro provisório totalmente assente na plataforma do implante

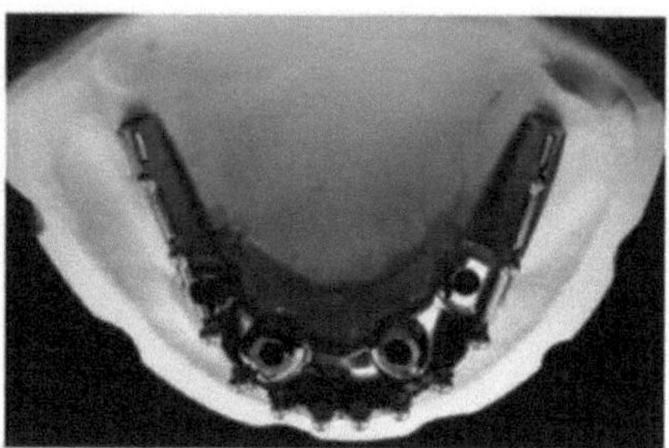

Barra de titânio fresado CARES no molde principal verificado

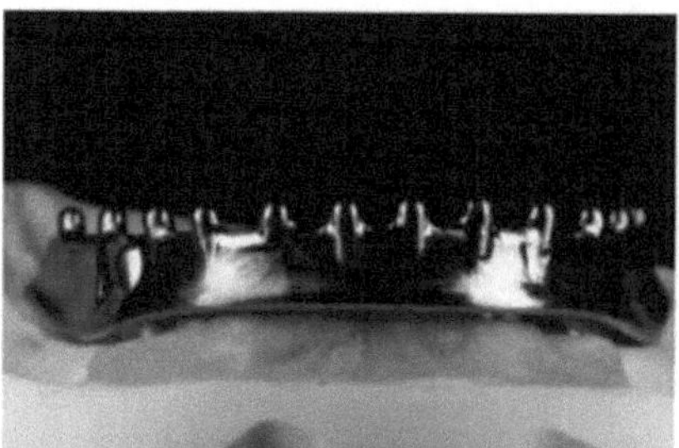

Vista frontal da barra de titânio fresada no molde principal

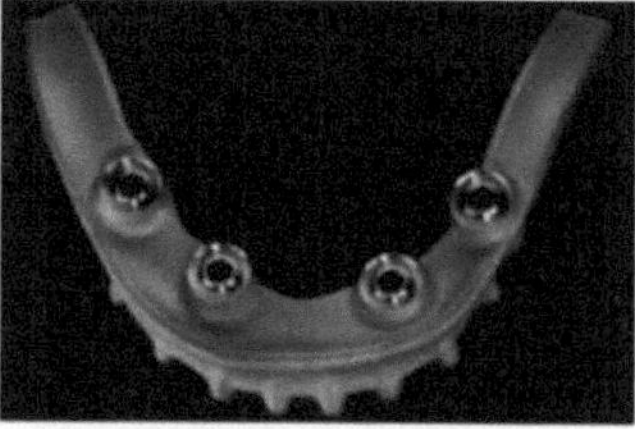

Superfície em talhe-doce da barra de titânio fresada

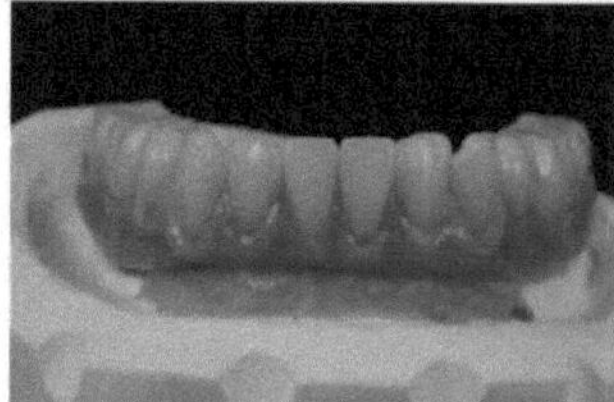

Vista frontal da prótese híbrida de implante processada e polida no molde principal

FABRICO DE GABARITO DE VERIFICAÇÃO PARA ARCO COMPLETO

Prótese fixa suportada por implantes

1. Preparar uma moldeira personalizada para uma impressão de arco completo

2. Fazer uma moldagem em moldeira aberta em polivinil siloxano

3. Deitar o modelo na pedra de moldagem

4. Separar as coifas da impressão.

5. Colocar as capas de tabuleiro abertas individuais no modelo e apertá-las com precisão.

6. Adaptar a resina acrílica autopolimerizável na coifa de

impressão de uma forma específica que crie uma ranhura ou componente fêmea paralela ao eixo vertical, no lado lingual ou palatino.

7. Marcar uma linha de indicação no molde correspondente à ranhura. Isto ajudará a orientar os copings intra

oralmente durante a fase de verificação.

8. Aplicar vaselina na superfície de resina preparada.

9. Fabricar um modelo separado em resina com um componente macho para cada ranhura em capas individuais.

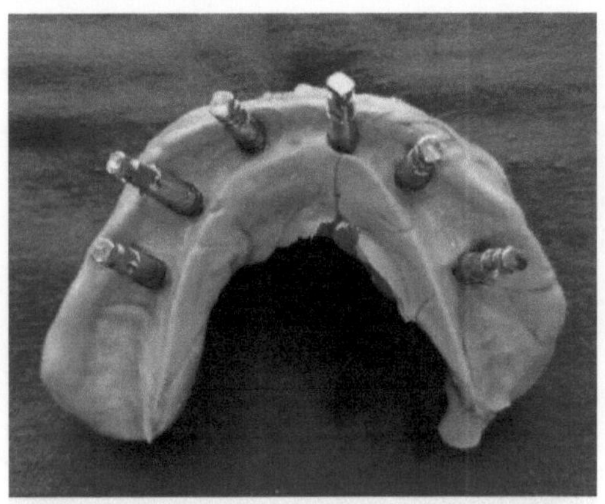

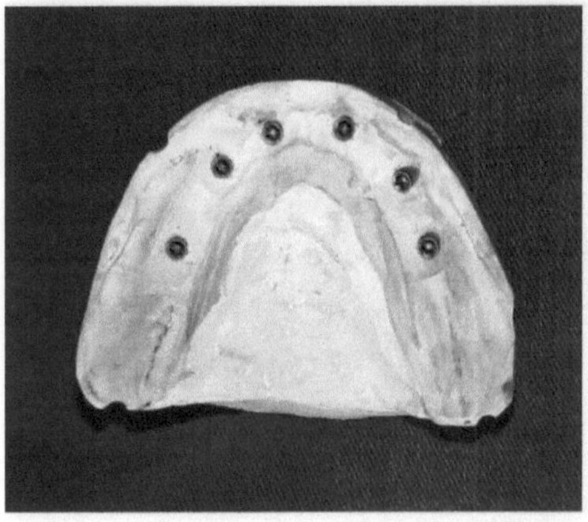

Moldagem de implante de arcada completa em moldeira aberta com réplica de implante.

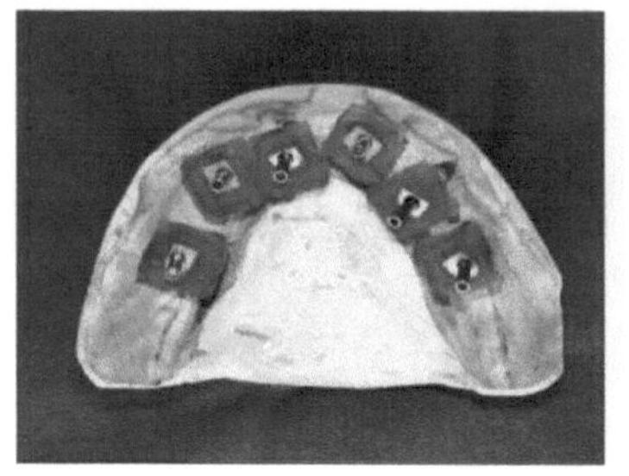 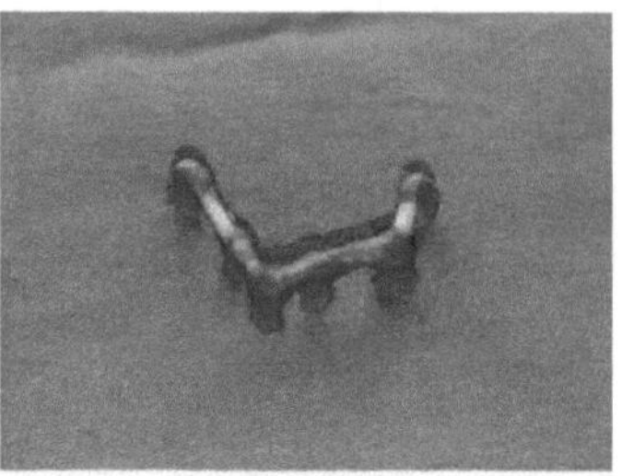

Coberturas de bandeja abertas com resina de padrão anexada.

Modelo separado em resina de padrão.

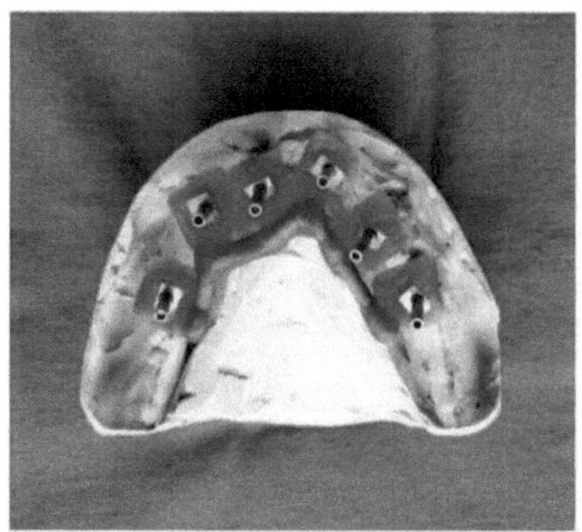

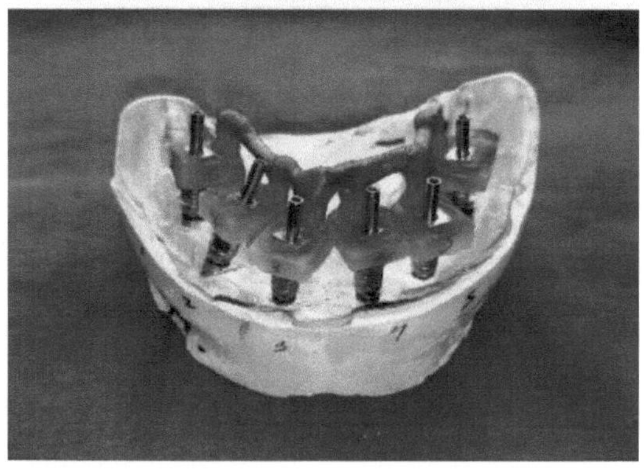

Modelo em resina padrão para encaixar na ranhura do coping individual com resinas: Vista oclusal.

Modelo em resina padrão para encaixe na ranhura do coping individual com resinas: Vista labial.

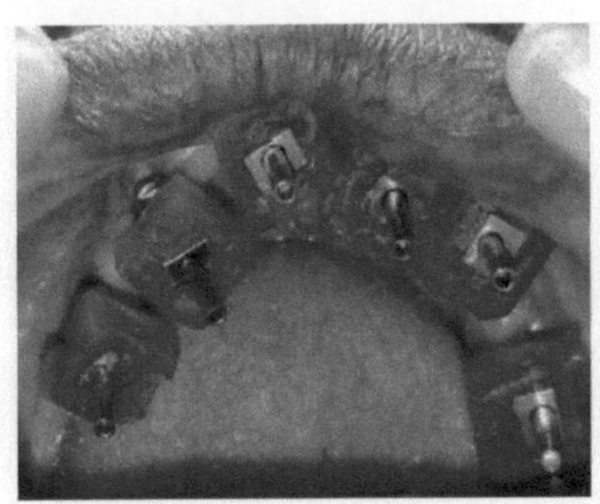

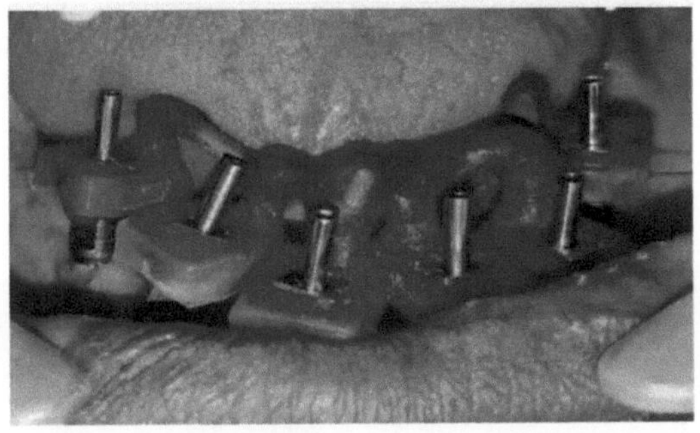

Coifas individuais com resina padrão fixada nos implantes
A férula experimentada sobre a coifa para a precisão da impressão da
moldeira aberta: Vista labial.

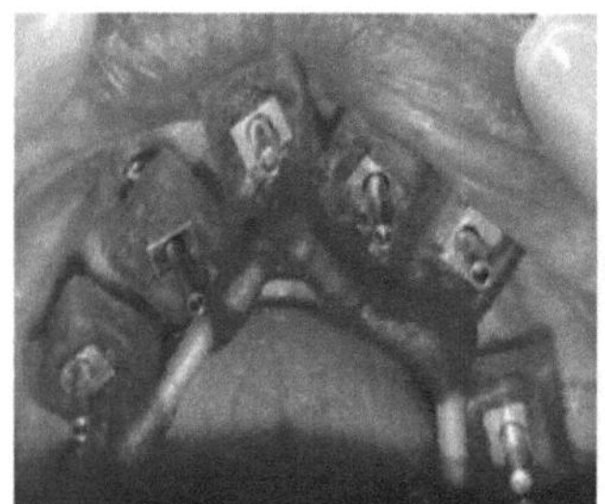
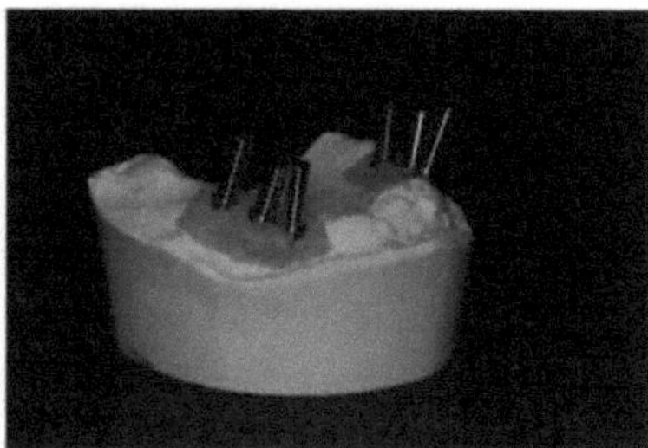

A férula experimentada sobre a coifa para garantir a precisão da moldagem

da moldeira aberta: O técnico fixa os cilindros temporários de não engate

adequados a cada análogo

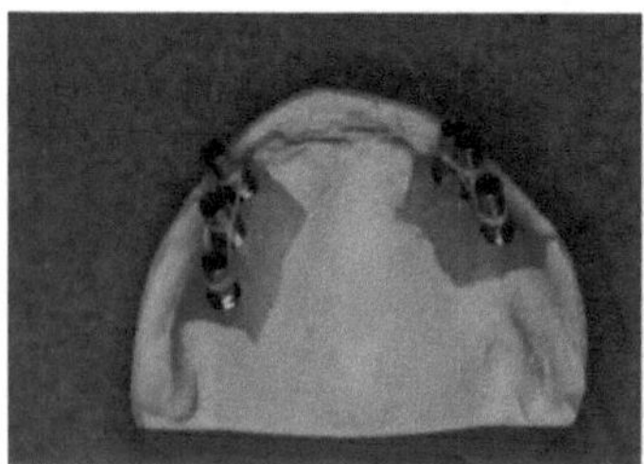
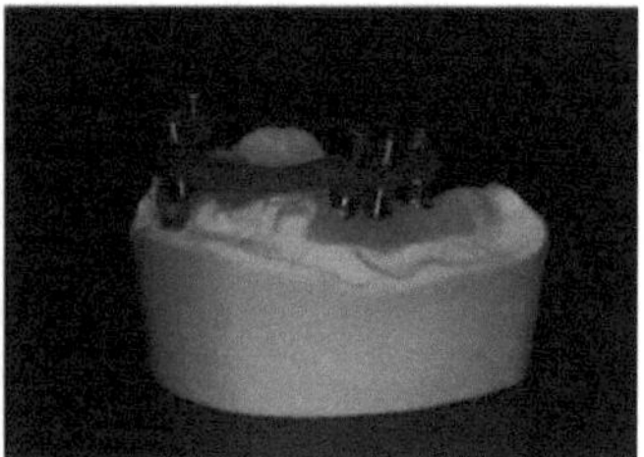

O técnico enrola fio dentário não encerado à volta de cada

componente e ata-o no final.

A resina de moldagem deve ser aplicada a cerca de 1 mm de distância das
cristas dos tecidos moles

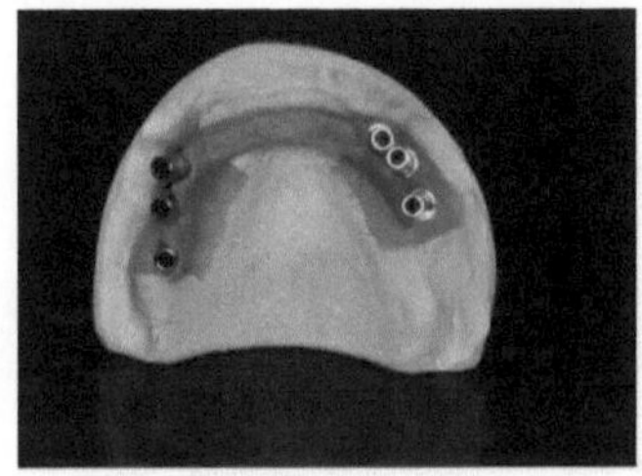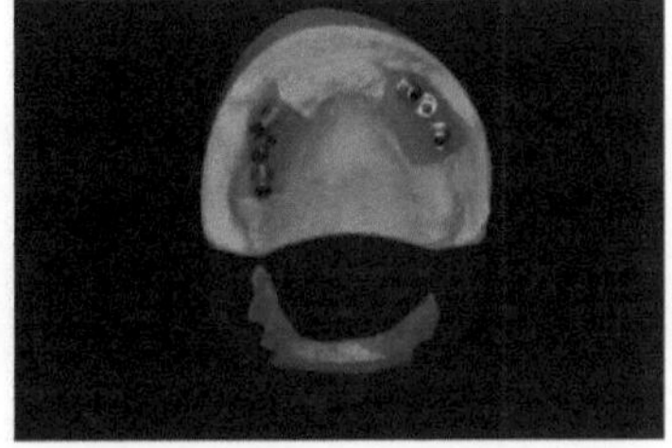

Após a confirmação de que os componentes estão corretamente

assentes nos análogos, é formada uma barra em forma de retângulo com

a resina fotopolimerizável UDMA seguindo a lingual do canal do

componente. Esta barra é assentada passivamente contra os

componentes e depois polimerizada.

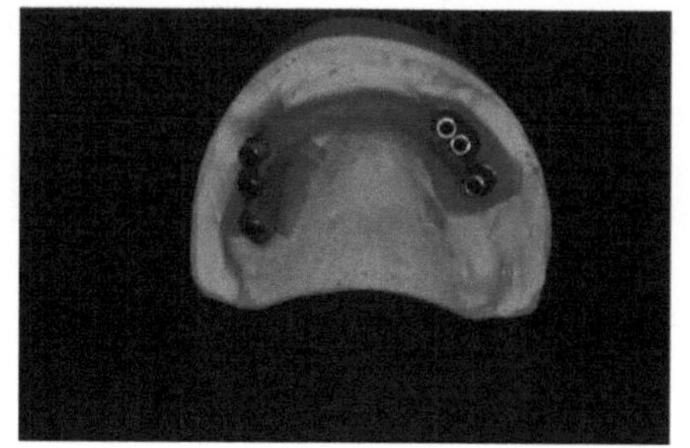

Após a polimerização, a barra é fixada a cada componente
temporário do implante, um de cada vez, com resina padrão

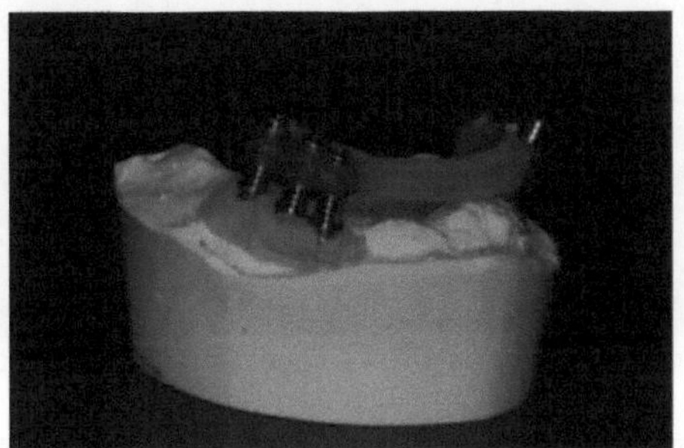

Após a polimerização, a barra é fixada a cada componente temporário do
implante, um de cada vez, com resina padrão.

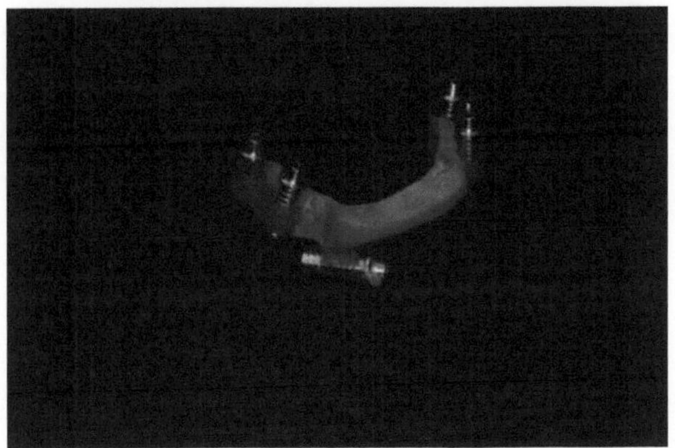

Se o aspeto anti-rotativo de um implante não estiver engatado, o

cilindro temporário em causa

é cuidadosamente removido do dispositivo

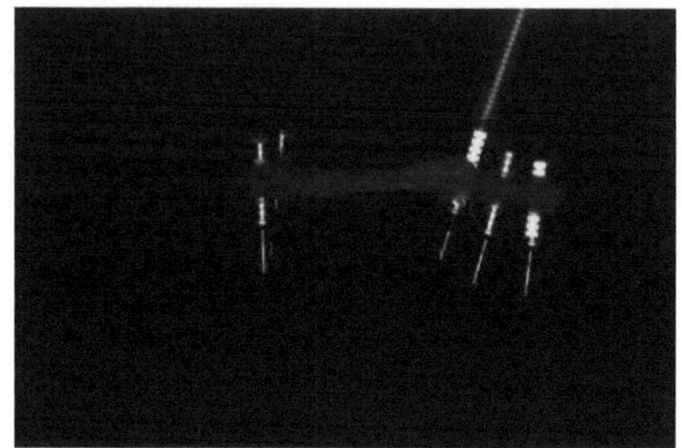

O mesmo componente temporário não engatável é reconectado ao implante, o assentamento é confirmado e, em seguida, o componente é novamente fixado à estrutura principal do dispositivo com uma pequena quantidade de resina padrão.

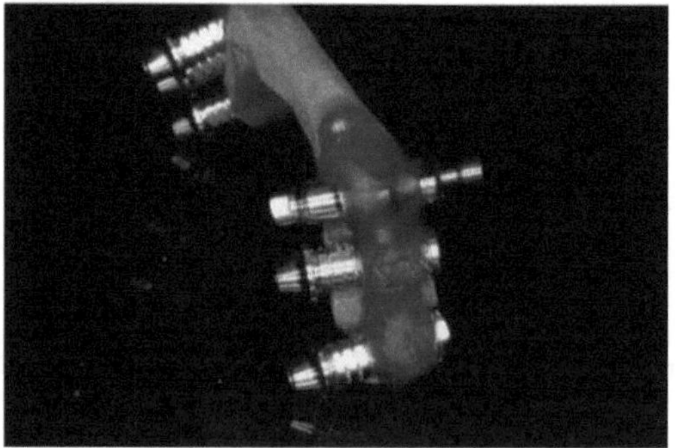

Se a restauração tiver um desenho que exija a ligação de um pilar em laboratório, como um pilar personalizado ou um pilar de várias unidades, será necessário utilizar uma peça de encaixe, como um componente de moldagem de moldeira aberta.

substituído

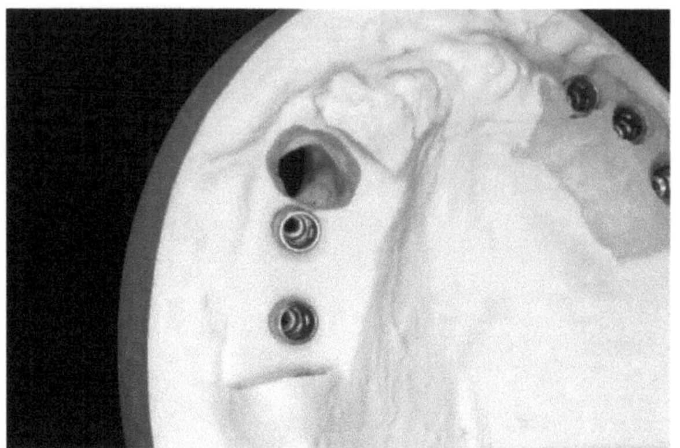

O análogo incorreto do implante é extraído do molde dentário.

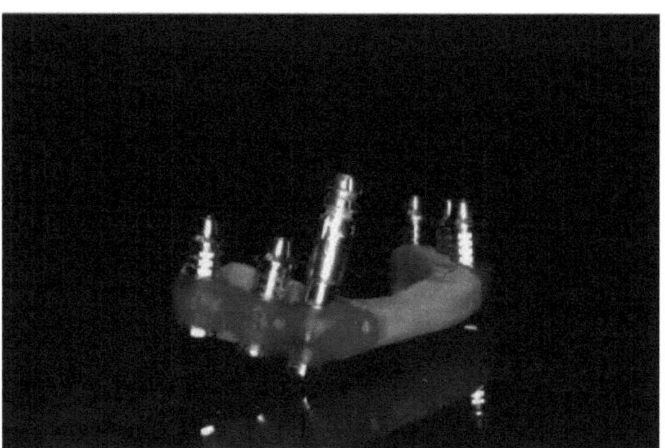

Após a remoção da pedra residual, o análogo do implante é novamente fixado ao componente recém-unido no dispositivo corrigido.

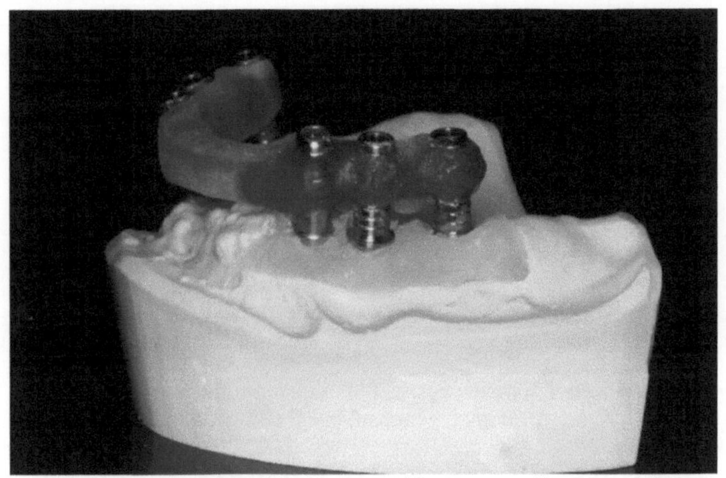

O conjunto completo é ligado ao molde com o análogo corrigido

posicionado passivamente no espaço criado pela remoção do análogo de

laboratório desalinhado.

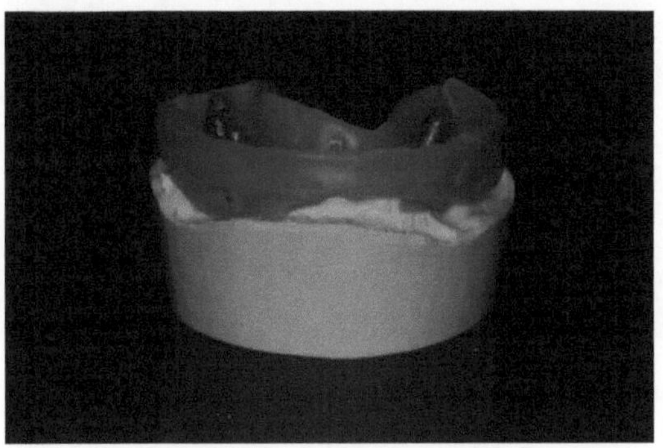

A matriz de cera é formada para conter o material de gesso nos aspectos
proximal, gengival, bucal e lingual

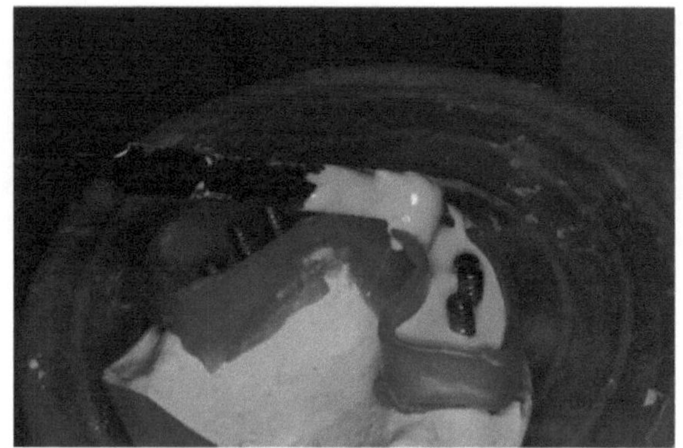

A matriz de cera é formada para conter o material de gesso nos aspectos proximal, gengival, bucal e lingual

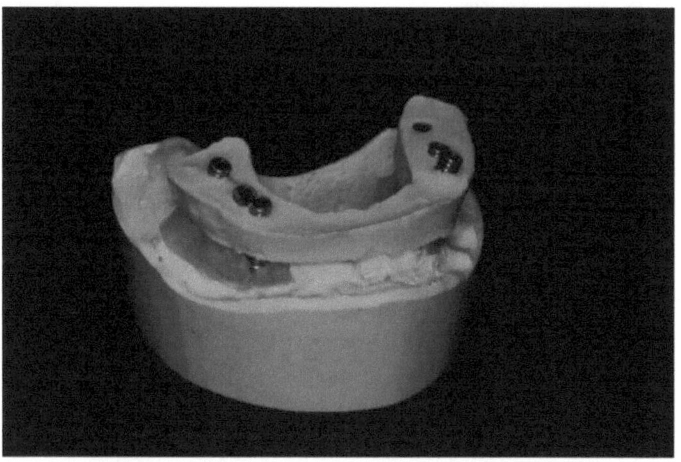

Uma mistura de material de gesso é então vertida na matriz, evitando os canais dos parafusos.

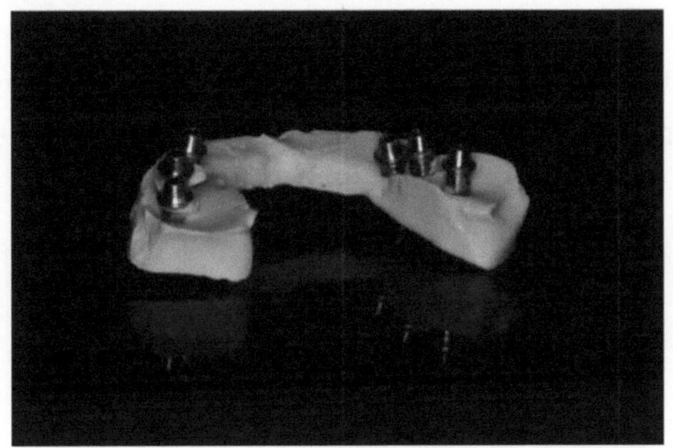

Quando a pedra está colocada, o aparelho é cuidadosamente desenroscado do molde e a cera é retirada.

VerificaçãoJigs: ThreeDesigns | InsideDental Technology [Internet].

Stepan Papazian; Steven M. Morgano (1998). Utilização de tiras de alumínio para fabricar um gabarito de verificação para uma prótese parcial fixa suportada por implantes. , 79(3), 350-352.

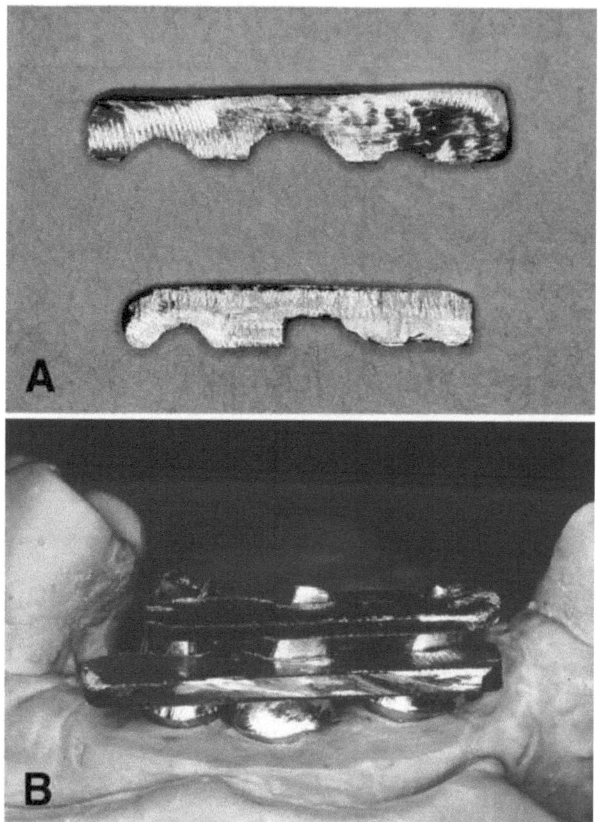

As tiras de alumínio são contornadas

(A) Adaptado aos contornos faciais dos pilares personalizados

(B)Após o fabrico dos pilares personalizados, são cortadas duas peças

de uma tira de alumínio com 1,5 mm de espessura. Contornar duas tiras de alumínio com um disco abrasivo adaptado aos contornos faciais dos pilares personalizados, experimentar os pilares na boca e verificar a sua adaptação aos implantes com uma radiografia periapical. Colocam-se as peças de alumínio na face vestibular dos pilares na boca e fixam-se com o adesivo Zapit. Retira-se da boca o conjunto com os pilares personalizados e posicionam-se os pilares unidos no molde mestre. Verifica-se o ajuste passivo do dispositivo no molde mestre, apertando alternadamente apenas o parafuso mais mesial e depois apenas o mais distal dos pilares nos análogos dos implantes.

. Após a verificação da exatidão do molde mestre, a estrutura metálica da FPD é fabricada e experimentada na boca.

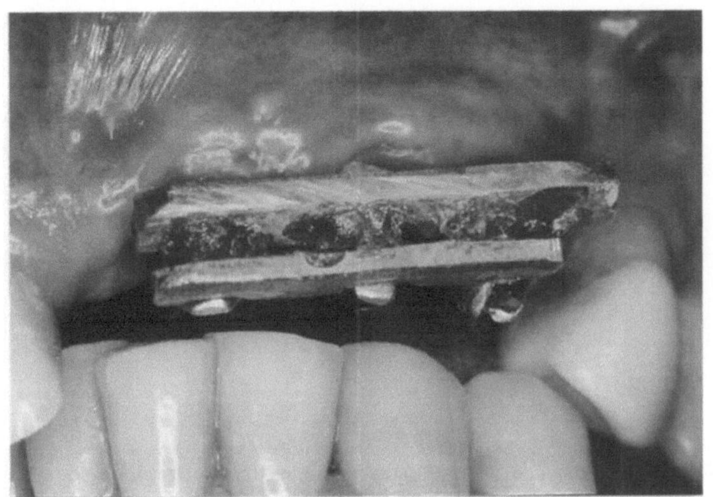

As peças de alumínio são colocadas nas superfícies faciais e cimentadas
com o adesivo Zapit

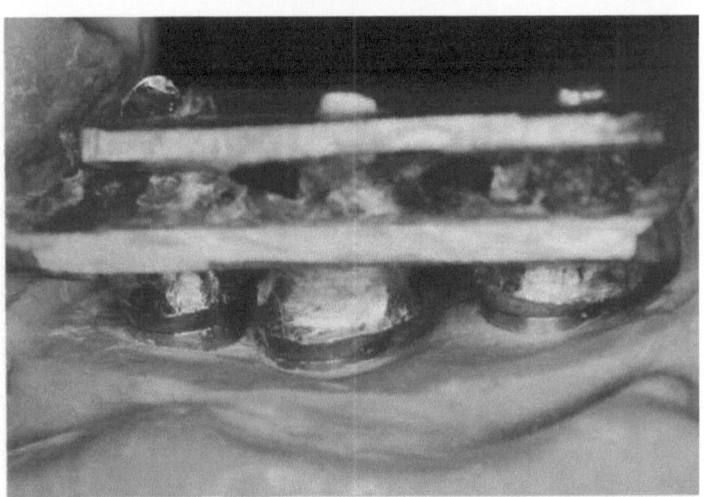

O gabarito com pilares personalizados é removido da boca e posicionado no
molde principal para verificar a exatidão do molde.

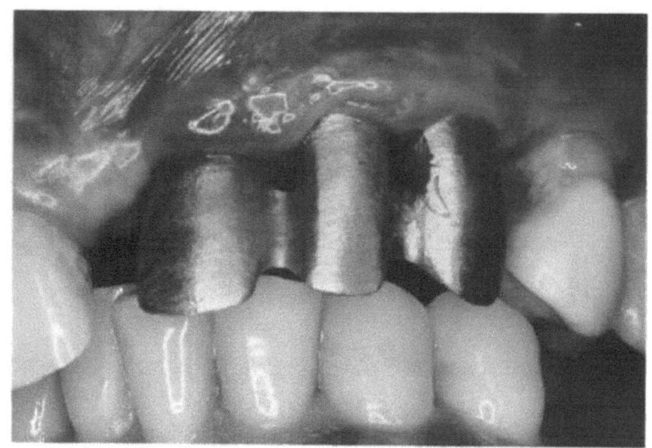

Depois de verificada a exatidão do molde mestre, a estrutura metálica é
fabricada
e experimentada na boca.

ESQUEMA OCLUSAL

A interface ou contacto oclusal, muitas vezes referida como oclusão, é um componente crucial do sistema articulatório, que é um subconjunto do sistema mastigatório ou estomatognático. O sistema mastigatório engloba todas as estruturas envolvidas na mastigação, incluindo os dentes, os músculos da mastigação, as articulações temporomandibulares (ATM) e os nervos e vasos sanguíneos associados. O sistema articulatório lida especificamente com o alinhamento, o movimento e a interação dos dentes durante funções como a mastigação, a fala e a deglutição.

Por conseguinte, a oclusão desempenha um papel vital na manutenção de uma função e saúde adequadas nos sistemas articulatório e estomatognático[66]

Seleção do esquema oclusal: prótese fixa implanto-suportada

1. Crista edêntula que se opõe à dentição natural - É preferível a oclusão com função de grupo. Em casos de orientação anterior pouco profunda, é dada uma

oclusão mutuamente protegida.

2. A liberdade em cêntrico deve ser proporcionada em cêntrico e MIP (1-1,5 mm). A infra-oclusão de 100 nm diminui o risco de fadiga e de fracasso da prótese.

3. Esquema oclusal para sobredentadura implanto-suportada Arcada completamente edêntula com cristas normais/ saudáveis: - Um esquema oclusal ótimo nestes casos é uma oclusão equilibrada bilateralmente com oclusão lingualizada. Deve ser estabelecido um mínimo de 3 pontos de contacto durante os movimentos laterais e protrusivos.

4. Esquema oclusal para próteses parciais fixas

5. Classe i ou ii parcialmente edêntulos:- o esquema oclusal mutuamente protegido é preferível para a função de grupo quando os dentes anteriores estão periodontalmente comprometidos.

A sobrecarga oclusal, que se refere à força excessiva exercida sobre os dentes ou implantes dentários durante a mastigação ou o aperto, pode resultar de vários factores e situações. Alguns deles incluem:

Rácio excessivo entre o comprimento da coroa e do implante: Quando a coroa (dente artificial) colocada no topo de um implante dentário é significativamente mais comprida do que o próprio implante, pode criar um efeito de alavanca, levando a um aumento da tensão no implante e no tecido ósseo circundante.[8]

Superfícies oclusais demasiado grandes: As restaurações dentárias com superfícies oclusais maiores do que o necessário podem levar a uma distribuição desigual das forças de mordida, resultando em pontos de pressão localizados e potencial sobrecarga.

Direção desfavorável das forças axiais: Idealmente, as forças de mastigação devem ser direcionadas ao longo do eixo longo dos dentes ou implantes. No entanto, se as forças forem aplicadas em ângulos ou em direcções que não estejam alinhadas com o eixo do dente ou do implante, isso pode levar a um aumento da tensão e a uma potencial sobrecarga.

Efeitos Cantilever: Nas próteses dentárias, um

cantilever é uma extensão de uma prótese fixa (como uma ponte) em que uma extremidade não é suportada. Os cantilevers podem criar forças desequilibradas durante a mastigação ou a mordida, especialmente se forem demasiado longos ou se não houver apoio suficiente nos pontos de ancoragem.

Maloclusão: O desalinhamento dos dentes, quer seja devido a causas naturais ou a um tratamento ortodôntico inadequado, pode resultar numa distribuição anormal das forças durante a mastigação, levando potencialmente à sobrecarga de certos dentes ou implantes dentários.

Bruxismo: O cerramento ou ranger persistente dos dentes, conhecido como bruxismo, pode sujeitar os dentes e os implantes a forças excessivas, levando a uma sobrecarga ao longo do tempo.

Hábitos parafuncionais: Certos hábitos como roer as unhas, mastigar objectos duros ou utilizar os dentes para outras tarefas que não a alimentação podem exercer uma força excessiva sobre os dentes ou implantes, contribuindo para a sobrecarga.

Ajuste oclusal inadequado: O ajuste inadequado das

restaurações dentárias ou próteses pode resultar numa distribuição desigual das forças de mordida, levando a uma sobrecarga localizada.

Perda ou reabsorção óssea: Um suporte ósseo insuficiente à volta dos implantes dentários devido a perda ou reabsorção óssea pode comprometer a sua capacidade de suportar as forças mastigatórias, aumentando o risco de sobrecarga.

Assim, qualquer dano devido à sobrecarga oclusal será altamente dependente do número e da localização dos contactos oclusais

A restauração dentária visa alcançar a harmonia com as relações mandibulares existentes, assegurando que os contactos oclusais dos outros dentes não são afectados. Isto significa que, ao restaurar os dentes ou implantes de um paciente, o objetivo é preservar as relações oclusais naturais e evitar quaisquer efeitos adversos nos dentes restantes.

No outro extremo do espetro estão os pacientes com muitos implantes e poucos ou nenhuns dentes naturais. Nestes casos, a oclusão é projectada de modo a que os implantes suportem a maior parte, se não a totalidade, da carga mastigatória. Esta abordagem reconhece que os implantes servem de suporte primário para a restauração e devem, por isso, ser concebidos para suportar as forças de mastigação sem sobrecarregar ou danificar as estruturas circundantes. O desenho das restaurações dentárias tem em conta a situação oclusal de cada paciente, quer tenha dentes naturais, implantes ou uma combinação de ambos. O objetivo é assegurar que a restauração proporciona uma função e longevidade óptimas, preservando simultaneamente a integridade da restante dentição e das estruturas de suporte.

IMPLANTES UNITÁRIOS

Quando se trata de implantes em que a altura ou largura do osso pode ser insuficiente para uma colocação ideal, torna-se crucial direcionar as cargas oclusais tanto quanto possível ao longo do eixo longitudinal do implante. Esta abordagem é necessária para otimizar a estabilidade e longevidade da restauração do implante, apesar das condições ósseas não ideais.

Ao direcionar as cargas oclusais ao longo do eixo longitudinal do implante, as forças são distribuídas de uma forma que maximiza a capacidade do implante para suportar as forças mastigatórias sem comprometer a sua integridade ou estabilidade. Isto é particularmente importante quando as dimensões ósseas limitam as opções de colocação, uma vez que ajuda a minimizar a tensão no osso circundante e na estrutura do implante.

Para atingir este objetivo, é essencial um planeamento cuidadoso e uma colocação precisa do implante. Além disso, os componentes protéticos, como os pilares e as restaurações, devem ser concebidos para facilitar a distribuição correta da força ao longo do eixo longitudinal do implante.

A existência de um espaço livre entre a prótese suportada por implantes e os dentes naturais tem vários objectivos importantes para compensar as diferentes biomecânicas dos dentes e dos implantes e para evitar a sobrecarga do implante:

Compensação das diferenças biomecânicas: Os dentes e os implantes têm propriedades biomecânicas diferentes.

Os dentes naturais estão inseridos nos ligamentos periodontais e têm algum grau de mobilidade, o que lhes permite absorver e distribuir forças durante a mastigação. Em contraste, os implantes estão rigidamente ancorados no osso e não têm apoio do ligamento periodontal. O fornecimento de espaço livre é responsável por estas diferenças, permitindo alguma flexibilidade para o movimento do dente natural sem sujeitar o implante a forças excessivas.

Prevenir a sobrecarga do implante: Os dentes naturais têm a capacidade de penetrar ligeiramente no osso alveolar sob cargas pesadas, o que ajuda a dissipar as forças e a proteger as estruturas de suporte. No entanto, as próteses suportadas por implantes não têm esta capacidade de intrusão. Assim, a existência de um espaço livre ajuda a evitar a sobrecarga do implante, assegurando que as forças oclusais são distribuídas uniformemente e que o implante não é sujeito a uma tensão excessiva que possa comprometer a sua estabilidade e longevidade.

Se esta folga oclusal não for deixada, a prótese ficará exposta a cargas excessivas e, infelizmente, o doente não se aperceberá normalmente da sobrecarga devido à ausência de ligamento periodontal e à sensibilidade tátil limitada no alvéolo do implante ósseo.

OCLUSÃO IDEAL PARA IMPLANTE DENTÁRIO UNITÁRIO

- Carga ligeira (infra-oclusão de 30 μm) com mordedura intensa

- Força oclusal direcionada para o longo eixo do implante

- Pouco ou nenhum contacto oclusal durante as excursões excêntricas.

Quando a face oclusal do implante é carregada durante movimentos protrusivos ou laterais, pode resultar na transferência de forças laterais para o implante, o que pode causar complicações mecânicas, como o afrouxamento do implante, a reabsorção óssea ou mesmo a fratura do implante. Estas forças podem gerar concentrações de tensão, particularmente em torno do colo do implante, onde se localiza a interface osso-implante.

Para mitigar o risco de complicações associadas a forças não axiais, os clínicos devem conceber próteses implanto-suportadas e esquemas oclusais que minimizem o contacto oclusal durante os movimentos protrusivos e laterais. Isto pode implicar um ajuste cuidadoso da prótese para assegurar uma oclusão cêntrica estável e contactos oclusais harmoniosos em movimentos funcionais.

A minimização das forças transversais pode ser conseguida através da realização de ajustes selectivos nos contactos marcados no papel do articulador, de modo a que apenas os dentes naturais (e não o implante) participem na orientação oclusal.

PRÓTESES PARCIAIS FIXAS

Os objectivos de oclusão para este tipo de prótese variam consoante a localização (anterior ou posterior) e o facto de ter uma extremidade livre uni ou bilateral

Kennedy Classe III

Nos casos em que existem dentes naturais localizados anterior ou posteriormente a um espaço edêntulo com próteses suportadas por implantes, é essencial manter uma folga de aproximadamente 30µm entre a superfície oclusal dos implantes e os dentes opostos durante contactos de intensidade ligeira ou moderada. Esta folga ajuda a evitar uma carga excessiva nos implantes e minimiza o risco de tensões prejudiciais.

Durante os contactos oclusais, a carga deve ser o mais axial possível (paralela ao eixo longo do implante). A carga axial ajuda a distribuir as forças uniformemente ao longo do implante e minimiza o risco de concentração de tensão, que pode levar à falha do implante ou à reabsorção óssea. Além disso, os contactos devem ser evitados durante a protrusão (movimento para a frente do maxilar) ou excursões laterais (movimentos de um lado para o outro) para evitar que as forças não axiais sejam transferidas para os implantes.

A orientação anterior ou dos caninos pode ser benéfica para minimizar as potenciais tensões destrutivas nos implantes posteriores. Isto significa que durante os movimentos da mandíbula, a orientação da mordida deve vir principalmente dos dentes anteriores ou caninos em vez dos dentes posteriores, o que ajuda a reduzir a carga sobre os implantes posteriores e promove uma distribuição de força mais favorável. Além disso, recomenda-se que os contactos no lado de trabalho (lado onde ocorre a mastigação) sejam colocados o mais anteriormente possível. A colocação de contactos mais anteriores ajuda a minimizar a alavancagem e reduz o risco de transferência de forças excessivas para os implantes posteriores.

Ao aderir a estes princípios de gestão oclusal, os clínicos podem otimizar o desempenho biomecânico das próteses implanto-suportadas e minimizar o risco de complicações, assegurando o sucesso a longo prazo e a satisfação do paciente.

Classe II de Kennedy (extremidade livre unilateral)

A obtenção de uma direção axial de carga em implantes dentários pode, de facto, ser mais difícil devido aos processos de reabsorção óssea que podem ocorrer ao longo do tempo. A reabsorção óssea pode levar a alterações na estrutura óssea que rodeia o implante, o que pode afetar a distribuição das forças aplicadas ao implante.

Para resolver este problema e garantir uma carga e distribuição de forças adequadas, recomenda-se uma folga de 30μm em cenários de oclusão de intensidade baixa a moderada. Esta folga permite uma ligeira intrusão dos dentes naturais e assegura o contacto com os dentes e os implantes durante a oclusão de intensidade máxima. Ao permitir o contacto com ambos os dentes e implantes, a carga é distribuída de forma mais uniforme, reduzindo o risco de força excessiva num único implante ou dente.

Os ajustes oclusais adequados e a monitorização regular das relações oclusais são essenciais para manter a saúde e a estabilidade dos implantes dentários ao longo do tempo. Isto inclui assegurar que as forças oclusais são distribuídas uniformemente entre os dentes naturais e os implantes para minimizar o risco de complicações como a falha do implante ou a perda óssea. Se estiver presente um canino (ou seja, extremidade livre unilateral com ausência de pré-molares e molares), é necessário estabelecer a orientação do canino, desocluindo a prótese durante os movimentos de trabalho e de equilíbrio44. Se não houver canino, é necessário estabelecer a função de grupo, com o objetivo de obter o máximo contacto possível durante os movimentos de trabalho, com o objetivo de distribuir a carga por todos os implantes]

Kennedy Classe I (extremidades livres bilaterais)

os princípios da oclusão mutuamente protegida, que tem por objetivo minimizar o risco de sobrecarga dos dentes naturais, assegurando simultaneamente uma oclusão estável. Nesta abordagem:

Os contactos devem ser estabelecidos no implante durante oclusão de baixa e média intensidade na posição de máxima intercuspidação (ou seja, quando os dentes estão totalmente fechados).

Os incisivos devem ser deixados sem contacto ou apenas com um ligeiro contacto para evitar a sobrecarga.

Se os caninos estiverem presentes, entrarão em contacto com os seus antagonistas na posição de máxima intercuspidação, e os movimentos protrusivos (por exemplo, durante a mastigação ou a fala) serão guiados pelos dentes naturais sem o envolvimento direto dos implantes. Esta abordagem ajuda a distribuir as forças de forma mais uniforme e a proteger os dentes naturais e os implantes de cargas excessivas, particularmente durante movimentos funcionais como a mastigação e a fala. Ao assegurar que os contactos ocorrem principalmente nos implantes durante a oclusão de baixa e média intensidade, e ao minimizar o contacto com os incisivos, o risco de sobrecarga dos dentes naturais da frente é reduzido, promovendo a estabilidade a longo prazo e a saúde de todo o sistema oclusal.

Movimento protrusivo: Se os caninos estiverem presentes e saudáveis, eles normalmente guiam os movimentos protrusivos. Isto significa que durante movimentos como mastigar, falar ou engolir, os caninos guiam o maxilar inferior para a frente. Neste cenário, os implantes podem não participar diretamente na orientação dos movimentos protrusivos.

Movimento lateral: Se os caninos estiverem presentes e saudáveis, eles geralmente fornecem orientação para os caninos durante os movimentos laterais da mandíbula. A orientação dos caninos significa que os caninos guiam a mandíbula durante os movimentos laterais, ajudando a distribuir as forças uniformemente pelos dentes. No entanto, se os caninos não estiverem presentes ou estiverem periodontalmente comprometidos (por exemplo, devido a doenças gengivais), poderá ser necessária uma abordagem alternativa. Na ausência de caninos saudáveis, ou se estes estiverem comprometidos, podem ser consideradas outras estratégias:

Função de grupo: Nesta abordagem, os contactos oclusais são distribuídos por vários dentes na arcada dentária, em vez de se basearem principalmente nos caninos. Isto pode ajudar a distribuir as forças de forma mais uniforme durante os movimentos laterais, reduzindo o risco de sobrecarregar dentes ou implantes individuais.

Prótese sobre implantes: Se os caninos estiverem ausentes ou comprometidos, podem ser estabelecidos contactos oclusais na prótese sobre implantes durante os movimentos laterais. Isto assegura que as forças geradas durante a mastigação e outros movimentos funcionais são distribuídas uniformemente e que o dente ou o implante do nariz suportam uma carga excessiva.

Kennedy Classe IV

Sem contactos no sector anterior: Na intercuspidação máxima, não deve haver contactos no sector anterior para evitar sobrecarregar a ponte. Em vez disso, as cargas devem ser suportadas principalmente pelos sectores posteriores da dentição natural.

Decisão sobre a participação do implante: Se um implante

estiver localizado na posição de canino, o clínico deve decidir se ele participa no movimento de trabalho correspondente durante os movimentos laterais. Esta decisão depende de factores como a condição dos dentes naturais e o esquema oclusal do paciente.

Orientação do canino ou função de grupo: Se os dentes naturais tiverem um bom suporte, opções como a orientação do canino ou a função de grupo podem ser adequadas para orientar os movimentos laterais.

Ocasionalmente, pode ser aconselhável permitir que a orientação do canino seja estabelecida sobre um implante isolado, se necessário, para uma função oclusal e estabilidade óptimas.

Movimento protrusivo: O movimento protrusivo deve ser guiado pelo sector anterior, independentemente de as cargas serem suportadas apenas pelos implantes ou por ambos, dentes e implantes. Durante a fase de planeamento, o número e o comprimento dos implantes necessários para suportar o sector anterior devem ser determinados com base nas necessidades individuais do paciente e nos requisitos oclusais.

PRÓTESES FIXAS DE ARCADA COMPLETA

Oclusão mutuamente protegida: Esta abordagem, derivada da "escola gnatológica", é comummente utilizada, especialmente quando a arcada oposta é constituída por dentes naturais. Neste esquema:

Os sectores posteriores recebem cargas em intercuspidação máxima, enquanto se mantém uma ligeira folga no sector anterior.

Os implantes nas posições de incisivo e canino no sector anterolateral devem excluir os sectores posteriores durante os movimentos laterais, tanto no lado de trabalho como no lado de equilíbrio.

Não é recomendável que toda a carga seja suportada apenas pelo implante na posição canina.

Equilíbrio oclusal: Este conceito, derivado das próteses completas, visa equilibrar a ação dos músculos de ambos os lados da arcada dentária em simultâneo, equilibrando assim as forças e o stress. Os pontos-chave incluem: Contactos simultâneos de dentes opostos ou análogos de dentes em ambos os lados das arcadas dentárias opostas durante movimentos excêntricos dentro do intervalo funcional. Contactos máximos na intercuspidação máxima, com contactos simultâneos de trabalho e de equilíbrio durante as excursões laterais.

Embora seja tecnicamente mais complexo e demorado, o equilíbrio oclusal parece oferecer uma melhor estabilidade e uma distribuição uniforme das cargas entre os implantes. Com próteses permanentemente ancoradas com implantes, a incerteza sobre a posição dos dentes e contactos ao longo do tempo, que é uma desvantagem com os dentes naturais, não é uma preocupação.

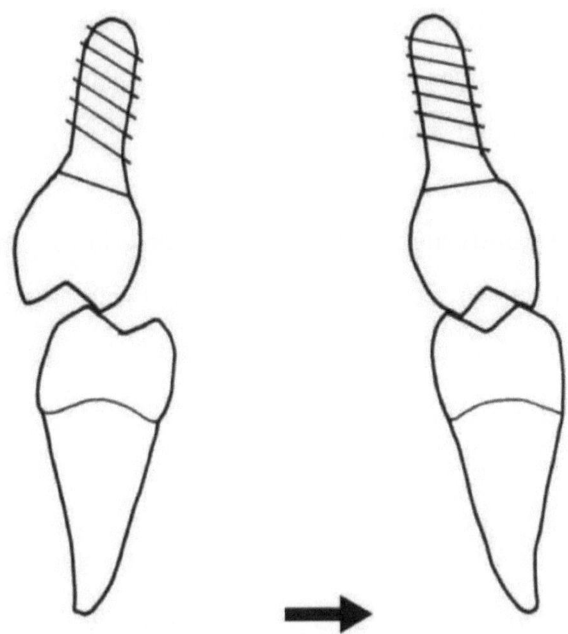

Figure 3. Occlusal balance. Simultaneous working and balancing contacts during lateral excursion.

a) A oclusão mutuamente protegida (MPO) é um conceito em medicina dentária oclusal que enfatiza a importância do contacto dos dentes posteriores em relação cêntrica, minimizando o contacto entre os dentes anteriores e posteriores durante os movimentos excêntricos. Eis os pontos-chave da MPO:

Relação cêntrica: Na relação cêntrica, só existe contacto dentário posterior. Isto significa que as superfícies oclusais das cúspides palatinas maxilares devem alinhar-se com as cúspides palatinas mandibulares.

Exclusão anterior: Os dentes anteriores excluem positivamente os dentes posteriores em todas as excursões excêntricas. Esta disposição protege os dentes posteriores ou os implantes de forças laterais prejudiciais durante a mastigação e outros movimentos funcionais.

Eficiência na mastigação: O MPO é considerado eficiente em termos de mastigação, pois permite uma trituração e mastigação eficazes, minimizando o stress nos dentes posteriores.

Aparência estética: A MPO é frequentemente associada a uma aparência estética óptima, uma vez que se assemelha muito à oclusão natural encontrada em muitos indivíduos.

Esquema Gnatológico: O MPO está enraizado nos princípios gnatológicos, que se concentram no estudo da anatomia funcional e da dinâmica da mandíbula. Acredita-se que representa de perto a oclusão natural "perfeita" e baseia-se numa compreensão abrangente da biomecânica do sistema mastigatório. A MPO requer que um grande número de contactos entre os dentes posteriores ocorra simultaneamente. Os contactos entre os dentes posteriores devem ser cúspides-fossas tripodais. A análise e modificação destes contactos complexos é geralmente considerada muito difícil em próteses implanto-suportadas de arcada completa. O equilíbrio oclusal em cadeira será quase sempre necessário.

b) **A oclusão lingualizada (LO)** é um esquema oclusal alternativo proposto para a restauração de implantes dentários de arco completo, particularmente quando o fabrico, a adaptação e a manutenção da oclusão mutuamente protegida (MPO) são considerados um desafio.

Eis as principais caraterísticas e vantagens da oclusão lingualizada.

Simplicidade: Um dos principais benefícios da oclusão lingualizada é a sua simplicidade comparativa, tanto no estabelecimento como na manutenção, em comparação com a MPO. Isto torna-a mais acessível para fabrico e ajuste, reduzindo potencialmente a complexidade e o tempo necessário para procedimentos laboratoriais e ajustes clínicos.

Carga axial: A oclusão lingualizada visa direcionar as cargas mastigatórias axialmente para os implantes dentários de suporte. Isto ajuda a minimizar as forças laterais e o stress sobre os implantes, promovendo a sua estabilidade e longevidade a longo prazo.

Disposição dos dentes posteriores: Na oclusão lingualizada, a disposição dos dentes posteriores é tal que apenas as cúspides palatinas maxilares ocluem com as fossas centrais mandibulares rasas. Esta disposição assegura que não há contacto entre as cúspides vestibulares mandibulares e as cúspides maxilares palatinas, o que poderia levar a contactos inclinados ou não axiais.

Observação e correção: A oclusão lingualizada proporciona uma disposição oclusal posterior que é mais facilmente observada tanto em laboratório como em ambiente clínico, o que facilita a identificação e correção de quaisquer contactos oclusais desfavoráveis, permitindo um ajuste mais fácil e a otimização da estabilidade oclusal.

SOBREDENTADURAS IMPLANTO-SUPORTADAS

Nos casos em que a arcada oposta tem dentes naturais, conseguir um equilíbrio simultâneo e contactos de trabalho em todos os dentes pode ser um desafio. No entanto, é crucial para estabilizar a prótese biomecanicamente. Aqui estão algumas considerações e estratégias:

Equilíbrio simultâneo e contactos de trabalho: Embora a obtenção de todos os contactos laterais possa ser difícil, o balanceamento simultâneo e os contactos de trabalho para alguns ou todos os dentes podem ainda assim proporcionar estabilidade à prótese. Um contacto no lado de balanceamento, juntamente com um ou mais contactos no lado de trabalho, pode ajudar a reduzir a alavanca mandibular e estabilizar a prótese biomecanicamente.

Oclusão Lingualizada: Nos casos de reabsorção acentuada do osso maxilar superior, tem sido proposta a oclusão lingualizada. Esta abordagem consiste em estabelecer contactos apenas entre as cúspides palatinas superiores e a fossa central mandibular, deixando uma ligeira folga entre as cúspides vestibulares. A oclusão lingualizada ajuda a tornar as cargas dos implantes mais axiais e simplifica o procedimento, tornando-o mais viável em casos difíceis.

Ao implementar estas estratégias, os clínicos podem otimizar a estabilidade da prótese, mesmo quando enfrentam desafios como a oposição de dentes naturais ou a reabsorção óssea pronunciada. É essencial adaptar o esquema oclusal às necessidades individuais do doente e às considerações anatómicas, ao mesmo tempo que se procura uma função e estabilidade biomecânica óptimas.

Convencionalmente, a sobredentadura é uma prótese de dentadura parcial ou total construída sobre dentes existentes ou estrutura radicular. O sistema de fixação locator é uma escolha adequada para sobredentaduras implanto-suportadas ou suportadas por implantes. As sobredentaduras suportadas por implantes são atualmente uma das melhores opções para substituir dentes em falta devido às suas vantagens adicionais, bem como ao facto de não serem muito caras e estarem ao alcance de muitos pacientes. Os attachments são os elementos fundamentais de uma sobredentadura. É importante que o médico dentista conheça bem o sistema de encaixe e a quantidade de carga mecânica que vai ser exercida sobre o sistema. Nas sobredentaduras suportadas por dentes, existem muitas técnicas convencionais, incluindo a simples modificação e redução do dente, a redução do dente e a coifa de gesso, a terapia endodôntica com tampão de amálgama, a terapia endodôntica com coifa de gesso utilizando alguma forma de attachments[71]

CLASSIFICAÇÃO

Apesar de estarem disponíveis vários tipos de sistemas de fixação, existem principalmente quatro tipos de conjuntos de fixação que são normalmente utilizados, nomeadamente

1) Pregos
2) Bares
3) Ímanes
4) Telescópico

Com base na retenção,

Os anexos podem ser classificados em:

1) Fricção,

2) Mecânica

3) Fricção-Mecânica e

4) Acessórios magnéticos

Os encaixes em sobredentaduras suportadas por implantes podem ser classificados como rígidos ou resilientes, dependendo da sua capacidade de deslocação. Os attachments resilientes, tal como sugerido por Leung e Preiskel, são ainda classificados em diferentes tipos[72]

ACESSÓRIO RÍGIDO NÃO RESILIENTE: Estes acessórios não permitem qualquer movimento entre o pilar e o implante. Só são adequados quando existem implantes suficientes e não proporcionam qualquer alívio aos implantes de suporte.

RESILIENTE VERTICAL RESTRITO ACOPLAMENTO: Estes acessórios limitam os movimentos laterais ou rotativos e oferecem cerca de 5-10% de alívio, permitindo o movimento vertical.

FIXAÇÃO RESILIENTE COM DOBRADIÇA: Resistem às forças de rotação e à inclinação lateral, proporcionando uma redução de 30-35% da carga sobre os implantes de suporte.

COMBINAÇÃO DE ENCAIXE RESILIENTE: Estes encaixes permitem movimentos verticais e de articulação sem restrições, oferecendo um alívio de carga de 45-55% ao transferir uniformemente a força de mastigação dos implantes para os rebordos circundantes.

ACESSÓRIO RESILIENTE ROTATIVO: Estes acessórios permitem movimentos verticais, de articulação e de rotação, proporcionando um alívio de carga de 75-85% aos implantes de suporte

FIXAÇÕES DE PREGOS

Os attachments de pino são um dos mais antigos attachments utilizados em overdentures. Tem um tipo de pino macho que é fixado à base, que é um coping sobre um coto dentário tratado endodonticamente ou um pilar de implante.1 Podem ser divididos em dois grupos.

- **Extrarradicular,** quando o componente masculino se projecta do coto radicular ou do implante.

• **Intrardiculares**, em que o componente macho faz parte da base da prótese, os encaixes normalmente utilizados para as sobredentaduras implanto-suportadas incluem encaixes esféricos, localizadores, encaixes O-ring e encaixe resiliente extracoronal (ERA). Entre estes, os encaixes ERA são rígidos e funcionam melhor com implantes paralelos. Os encaixes esféricos são os mais simples, mas têm uma desvantagem: os seus O-rings podem perder a retenção ao longo do tempo e têm de ser substituídos regularmente

Se os implantes não estiverem alinhados paralelamente e a sua angulação for superior a 15°, não podem ser utilizados encaixes de pinos. Para resolver esta limitação, os Locators foram introduzidos em 2001. Ao contrário dos encaixes de pinos, que apenas oferecem movimentos verticais e de charneira, os Locators oferecem um movimento de charneira universal, permitindo uma maior flexibilidade na acomodação de implantes não paralelos. As suas vantagens são o facto de poderem ser utilizados em casos de espaço inter-arcos limitado e poderem acomodar.

Angulações inter-implantares até 40°. Os attachments Locator proporcionam dois tipos de retenção, uma mecânica e uma outra é de fricção.

As desvantagens da utilização de acessórios localizadores são o facto de não poderem ser utilizados em casos em que é necessária uma restauração rígida e, devido ao desgaste constante, é necessária a substituição regular da peça de nylon macho.

Acessório Gerber: Permite um movimento vertical, mas tem uma base rígida. A retenção é assegurada por um clipe de mola que se encaixa numa ranhura. É fácil de substituir.

Fixação Dalbo: Pode ser rígida, resiliente ou quebrada por tensão, sendo a resiliente a mais comum. Permite o movimento vertical e rotacional da parte fêmea em torno de uma parte macho em forma de esfera.

Acessórios Ceka: O componente masculino é fixado a um dente e tem quatro secções que podem ser comprimidas, tornando-as flexíveis.

Os encaixes **de ancoragem Zest** asseguram a retenção a partir do interior da raiz, com a parte fêmea cimentada no local. Isto ultrapassa os problemas de espaço, uma vez que o encaixe está dentro da estrutura da raiz. A influência sobre o dente pilar é mínima, uma vez que o ponto de fixação se encontra abaixo do nível ósseo. O procedimento é simples e não envolve moldagem.

O paralelismo pode não ser necessário se estiverem envolvidos vários dentes devido à flexibilidade do componente macho de nylon, mas são propensos a cáries e fracturas.

Os encaixes **Introfix** são encaixes de pinos altos que proporcionam uma retenção por fricção. São ajustáveis e substituíveis, mas só devem ser utilizados em sobredentaduras suportadas por dentes devido a problemas de torque. Se forem utilizados vários encaixes, é necessário um mandril de paralelização.

Os encaixes Schubiger utilizam um sistema de parafuso permanente para fixação e são adequados para dentes com raízes divergentes. Requerem um mandril de paralelização e podem ser convertidos e trocados por attachments Gerber se os dentes do pilar forem perdidos.

Acessórios de barras

O objetivo da fixação da barra é a esplintagem dos dentes pilares, a retenção e o suporte do aparelho protético. Existem tipos rígidos designados por unidades de barra e tipos não rígidos designados por articulações de barra. O primeiro é suportado pelo dente e o último utiliza o suporte do rebordo residual.

O sistema de **barras Hader** consiste em barras de plástico pré-formadas e clipes de plástico/metal. A retenção pode ser melhorada através da adição de mais clips.

O sistema de **barras Dolder** é fornecido como unidade de barra e junta. Uma vez que a barra é pré-formada, só pode aproximar-se do contorno da crista porque permanece em linha reta. A retenção é devida ao ajuste por fricção. São mais volumosos, dificultando a estética. O clip de Baker consiste num pequeno clip em forma de "U" concebido para encaixar num fio redondo.

Os grampos Ackerman e CM podem ter movimentos verticais e horizontais. Devido ao seu tamanho mais pequeno e facilidade de fixação são uma excelente opção quando o sistema de barras é indicado.

ACESSÓRIOS PARA BOLAS

Os encaixes esféricos são constituídos por uma parte macho, normalmente uma esfera metálica aparafusada no dispositivo, e uma parte fêmea incorporada na superfície de encaixe da prótese. A parte fêmea pode ser de um dos seguintes tipos:

A. O-ring: O elemento de retenção é um anel de borracha. Os anéis de vedação desgastam-se em poucas semanas, pelo que funcionam melhor com implantes paralelos.

B. Peça metálica (por exemplo, sistema Dalbo): Este tipo permite uma menor resiliência mas proporciona forças de retenção mais fortes em comparação com o sistema O-ring.

C. Âncora metálica esférica com uma mola: Estas fixações são resistentes e facilmente activadas, oferecendo flexibilidade e retenção[75]

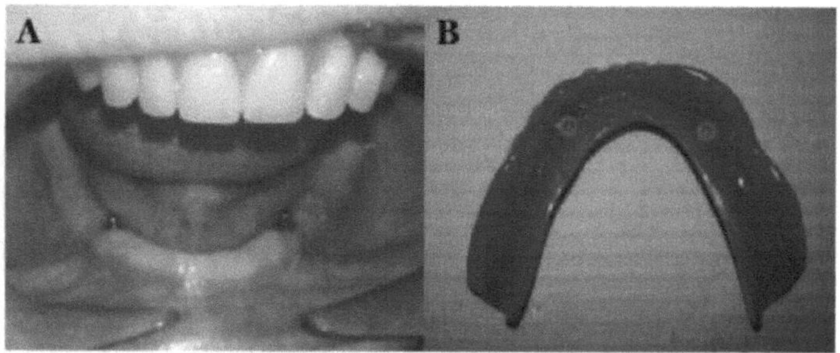

Figure 1. Ball attachment to retain overdenture (A) and overdenture (tissue surface) (B) [3].

O encaixe em bola é amplamente utilizado devido à sua simplicidade, custo-benefício e aplicabilidade tanto a próteses suportadas por raízes como por implantes. É particularmente comum para implantes não aplainados, oferecendo praticidade, eficácia e custo relativamente baixo. Os encaixes de bola solitária são preferidos em relação às barras por serem menos dispendiosos, menos sensíveis à técnica e mais fáceis de limpar. Além disso, reduzem o potencial de hiperplasia da mucosa.

No entanto, as barras são geralmente mais retentivas do que as bolas solitárias

Ímanes

Os ímanes não eram muito utilizados para fins dentários até há algumas décadas. As suas vantagens incluem a simplicidade, o baixo custo, o reposicionamento automático após a deslocação da prótese, a liberdade comparativa do movimento lateral da prótese, um baixo potencial de trauma para as raízes retidas, o auto-ajuste, a quebra de tensão inerente e a não necessidade de ajustes.

Os acessórios magnéticos têm várias vantagens. São mais curtos, o que os torna adequados para casos com espaço limitado entre as arcadas. Podem acomodar pilares moderadamente não paralelos e não requerem trajectórias de inserção específicas. Ao contrário de outras opções, não necessitam de procedimentos laboratoriais complexos como as fundições. Oferecem resiliência, permitindo uma fácil deslocação da prótese.

No entanto, têm desvantagens. Têm de ser removidos antes da ressonância magnética para evitar riscos. A sua retenção pode não ser tão boa como a dos encaixes esféricos quando o número de implantes é limitado. Proporcionam a menor retenção global e o aquecimento durante a esterilização pode diminuir a sua retenção.

forças de retenção ao longo do tempo.

Os encaixes telescópicos têm sido utilizados para ligar dentes a sobredentaduras durante muitos anos, mas a sua utilização em sobredentaduras suportadas por implantes é limitada. Oferecem uma fixação rígida, tornando-os adequados para carga imediata em alguns casos. No entanto, requerem espaço suficiente entre as arcadas para serem utilizadas. Quando não há espaço suficiente disponível, não podem ser utilizadas. O sistema syncone é uma alternativa mais recente utilizada em casos de carga imediata.

O sistema syncone é composto por pilares de titânio pré-fabricados e retentores de ouro correspondentes com um cone de 4-6°. Estes pilares podem corrigir angulações até 15° e rodar 360° para um melhor alinhamento. Os retentores de ouro encaixam nos pilares de titânio e oferecem uma excelente retenção, que melhora com o tempo devido ao fenómeno de assentamento[77]

Efeitos dos acessórios na saúde peri-implantar

Os diferentes sistemas de fixação utilizados em sobredentaduras mandibulares retidas por dois implantes, incluindo barra, bola, localizador, telescópico resiliente e magnético, têm impacto na saúde peri-implantar. Os estudos revelaram que todos os sistemas de encaixe têm efeitos semelhantes na perda óssea marginal e na profundidade de sondagem. No entanto, o encaixe em barra tende a causar mais inflamação gengival e reabsorção óssea em comparação com os outros.

Em ensaios clínicos, o encaixe em bola mostrou uma excelente saúde peri-implantar com uma resposta tecidular inferior à dos encaixes em barra. Os encaixes magnéticos apresentaram inicialmente níveis elevados de placa bacteriana, enquanto os encaixes em barra levaram a um aumento da inflamação gengival ao longo do tempo. Os encaixes em bola resultam geralmente na melhor saúde dos tecidos peri-implantares. Os attachments Locator apresentaram uma perda óssea marginal de cerca de 0,58 a 0,71 mm após 1 e 2 anos, enquanto os attachments em barra resultaram numa perda óssea de 0,31 a 0,47 mm e até 10 mm, respetivamente.

Para os protocolos de carga imediata, os acessórios não plintados como barras, bolas e ímanes são preferidos para as sobredentaduras devido à sua resiliência e carga óssea dentro dos limites fisiológicos. A carga retardada pode levar a um aumento da perda óssea devido a trauma durante a cirurgia de segunda fase. No entanto, os implantes não esplintados que retêm as sobredentaduras mandibulares estão associados a uma maior perda óssea em comparação com os implantes esplintados (fixação com barras), porque as barras esplintadas distribuem amplamente a carga e reduzem o micromovimento do implante e a perda óssea da crista[78]

PRÓTESE ZIGOMÁTICA IMPLANTO-RETIDA

Os implantes Zygoma, em particular, têm sido bem sucedidos na restauração da função e da aparência em pacientes com defeitos extensos no maxilar superior causados por vários factores, como tumores ou traumatismos. Proporcionam uma ancoragem estável para dispositivos protéticos, melhorando a qualidade de vida dos pacientes.

A utilização de múltiplos implantes zigomáticos (por exemplo, dois a três em cada lado) para suportar uma prótese foi sugerida por Bothur et al

INDICAÇÕES

Os implantes zigomáticos são utilizados principalmente em pacientes com atrofia maxilar grave. A principal razão para a utilização destes implantes é fornecer apoio à parte posterior do maxilar superior em doentes que perderam todos os dentes, com um aumento significativo do seio maxilar e uma perda óssea grave na parte posterior do maxilar. Normalmente, estes implantes são combinados com dois a quatro implantes na parte frontal do maxilar superior para proporcionar um suporte estável para as restaurações dentárias

CONTRA-INDICAÇÃO

Os implantes zigomáticos podem não ser adequados para toda a gente. Não devem ser utilizados se a pessoa tiver uma infeção sinusal aguda, problemas com os ossos maxilar ou zigomático, ou se não puder ser submetida a cirurgia devido a doenças sistémicas não controladas ou malignas. Além disso, existem contra-indicações relativas, o que significa que estes factores podem tornar a utilização de implantes zigomáticos menos aconselhável, mas não são razões absolutas para os evitar. Estes incluem infecções crónicas dos seios nasais, tomar medicamentos bisfosfonatos, fumar muito (mais de 20 cigarros por dia).

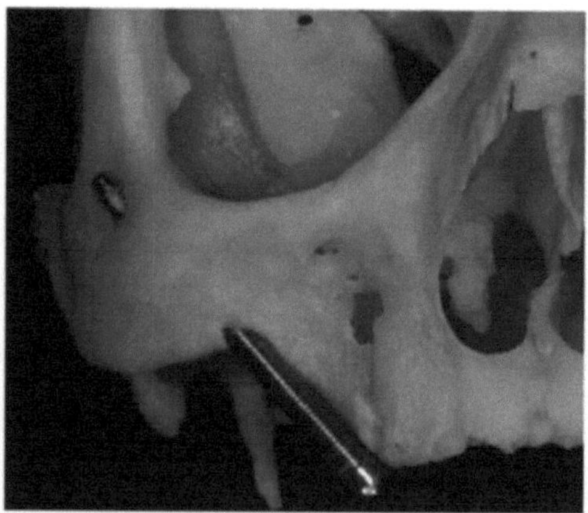

Fig. 2. Skull with a zygomatic implant placed following an extra-maxillary path.
Aparicio C, Manresa C, Francisco K, Claros P, Alández J, González-Martín

O, et al. Implantes zigomáticos: indicações, técnicas e resultados, e o Código de Sucesso Zigomático. Periodontologia 2000. 2014 Aug 14;66(1):41-58.

DIRECTRIZES GERAIS PARA IMPLANTES ZIGOMÁTICOS:

Osso adequado na zona 1: Para os doentes com osso suficiente na parte da frente do maxilar superior (zona 1) para suportar dois a quatro implantes convencionais, mas sem osso suficiente nas zonas 2 e 3, podem ser colocados implantes zigomáticos de cada lado para trás, juntamente com implantes convencionais na parte da frente.

Osso suficiente na zona 1 apenas num lado: Se existir osso suficiente na zona 1 num lado mas não no outro, pode ser colocado um único implante zigomático no lado deficiente enquanto os implantes convencionais são colocados na frente e no lado oposto.

Osso insuficiente na zona 1 mas bom osso nas zonas 2 e 3: Nos casos em que não existe osso suficiente na zona 1 mas as zonas 2 e 3 têm osso suficiente, pode ser utilizado um implante zigomático anterior juntamente com implantes convencionais na parte posterior.

Falta de osso nas três zonas: Se não existir osso suficiente nas três zonas do maxilar superior, podem ser colocados quatro implantes zigomáticos para apoiar a reabilitação.

Osso inadequado em qualquer zona para pacientes parcialmente edêntulos: Em pacientes parcialmente edêntulos com osso inadequado em qualquer zona, são recomendados três implantes para suportar a prótese parcial. No entanto, a utilização de implantes zigomáticos nestes casos requer mais validação clínica antes de poder ser amplamente recomendada.

Table 1. Treatment recommendations based on the presence of bone in the different zones of the maxilla (Bedrossian (18))

Presence of bone	Surgical approach
Zones I, II and III	Traditional (axial) implants
Zones I and II	Four traditional implants (tilted)
Zone I only	Zygomatic implants plus two or four traditional implants
Insufficient bone	Four zygomatic implants

Aparicio C, Manresa C, Francisco K, Claros P, Alández J, González-Martín O, et al. Zygomatic implants: indications, techniques and outcomes, and the Zygomatic Success Code. Periodontology 2000.2014 Aug 14;66(1):41–

PROCEDIMENTO PROTÉTICO

O implante zigomático tem uma maior tendência para dobrar sob cargas horizontais (30). Isto está relacionado com dois factores: o grande aumento do comprimento destes implante (30-52,5 mm) e o facto de, em algumas circunstâncias, existir um suporte ósseo limitado ou inexistente na crista alveolar maxilar

O procedimento protético segue os protocolos convencionais.

Como a emergência do implante zigomático é frequentemente 10 a 15 mm medial à crista.

A prótese provisória é extremamente importante para os pacientes tratados com implantes zigomáticos. Os objectivos destas próteses são proporcionar uma estética aceitável, bem como a função mastigatória e da fala durante o processo de cicatrização, e também explorar a posição oclusal e estética dos dentes e dos substitutos dos tecidos moles.

Os implantes zigomáticos podem apresentar vários graus de estabilidade devido à sua colocação única fora do maxilar superior. Uma vez que estes implantes dependem do osso zigomático

Os ossos zigomáticos são mais resistentes a forças externas do que os ossos zigomáticos estão ancorados ao nível da cabeça, pelo que podem apresentar alguma mobilidade quando testados individualmente, especialmente se colocados fora da área do seio maxilar. Este ligeiro movimento é causado pela flexibilidade do osso zigomático quando sujeito a forças externas. No entanto, esta mobilidade não deve envolver rotação. Quando os implantes zigomáticos são ligados ou unidos, qualquer movimento ligeiro desaparece normalmente. Se for observado um movimento de rotação, tal pode indicar uma falha do implante e requer atenção.

IMPLANTE PTERIGÓIDE

A perda de dentes na maxila, especificamente nos segmentos posteriores, pode complicar a colocação de implantes relacionada com o aumento do seio maxilar através de uma combinação de reabsorção da crista e pneumatização do seio, ambas ocorrências naturais. A maxila posterior apresenta alguns desafios para o cirurgião, com limitações à colocação de implantes

(1). Estes incluem a baixa qualidade e quantidade óssea, a pneumatização do seio axilar e a fraca acessibilidade à área

(2). A baixa densidade óssea em possíveis locais de implante reduz o sucesso do implante devido ao comprometimento da estabilidade primária dos implantes

A colocação de implantes na tuberosidade com envolvimento no processo pterigoide tem sido utilizada para evitar o aumento do seio e tirar partido do osso presente nessa região e da anatomia.

Os implantes pterigóides têm sido colocados em combinação com implantes tradicionais colocados mesialmente ao seio maxilar (área pré-molar) e em combinação com implantes zigomáticos aquando da restauração de uma arcada maxilar parcial ou totalmente edêntula.

A colocação de implantes pterigóides é tecnicamente mais exigente do que a colocação de implantes tradicionais, quer numa área de seio enxertado, quer anteriormente ao antro maxilar.

O implante PTG foi especificamente concebido para ser utilizado na zona pterigoide ou pode também ser colocado mesialmente ao seio maxilar para evitar a necessidade de aumento do seio através da angulação\ paralela a essa estrutura. Para uma reabilitação parcial ou total da arcada utilizando implantes pterigóides posteriores e implantes anteriores, o processo protético envolve várias etapas:

Técnica de moldagem: É utilizada uma técnica de moldagem direta com moldeira aberta em duas etapas, utilizando massa e material de corpo leve após a esplintagem de coifas de moldagem multiunidades.

Fixação do análogo de implante: Os análogos de implantes multiunidades são fixados às coifas de impressão e é aplicada uma máscara gengival à volta dos mesmos. De seguida, é aplicado um molde de matriz para criar o molde final.

Jig Trail, Relação da mandíbula e Registo da mordida: Estes passos são efectuados para garantir o alinhamento e a adaptação adequados. Os registos destas medições são feitos e enviados para o laboratório.

Conceção CAD CAM: Os registos são utilizados pelo laboratório para desenhar uma prótese fixa aparafusada utilizando a tecnologia de desenho e fabrico assistido por computador (CAD CAM).

Prova de metal e prova de biscoito: Antes da cimentação final, é efectuada uma prova de metal e uma prova de biscoito para verificar o ajuste, o conforto e a estética.

PRÓTESES IMPLANTO-DENTÁRIAS

A natureza controversa dos desenhos de próteses sobre implantes, particularmente aqueles que envolvem implantes adjacentes a dentes naturais. Embora seja geralmente aceite que esta situação é menos do que ideal devido aos diferentes comportamentos biomecânicos dos dentes e dos implantes, foram propostas várias estratégias para mitigar potenciais problemas.

Utilização de factores de tensão: Algumas recomendações incluem a incorporação de factores de tensão, tais como encravamentos ou coroas telescópicas, para fazer face às diferentes propriedades biomecânicas dos dentes e implantes. Estes componentes têm como objetivo distribuir as forças de forma mais uniforme e reduzir as concentrações de tensão.

Estudos de acompanhamento: Apesar das preocupações, os estudos de acompanhamento indicaram bons resultados com estes desenhos de implantes-próteses. Os estudos biomecânicos nem sempre observaram gradientes de tensão significativos, mesmo quando não são utilizados quebra-estresses, sugerindo que outros

factores podem influenciar o sucesso da prótese.

Diretrizes oclusais: Na ausência de estudos científicos detalhados sobre a estratégia de oclusão para este tipo de prótese, a passagem sugere algumas diretrizes: Deixar uma folga de cerca de 30-50µm entre a face oclusal do implante e a arcada oponente. Esta folga tem como objetivo reduzir o momento de força produzido no início do contacto, minimizando potencialmente o stress excessivo sobre o implante e estruturas circundantes.

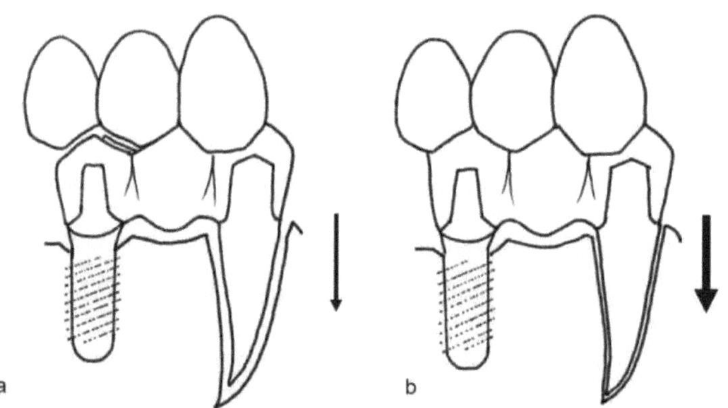

Figure 4. Implant/tooth-supported prostheses. Teeth-implant contacts:
a) During light or moderate intensity.   b) During high-intensity.

REABILITAÇÃO DE BOCA INTEIRA COM PRÓTESE FIXA IMPLANTO-SUPORTADA

Técnica "All-on-Four" vs. Técnica "All-on-Six": A técnica "All-on- Four" envolve a utilização de quatro implantes para a reabilitação fixa completa do maxilar. No entanto, existe uma sugestão de que a utilização de seis implantes (All-on-Six) pode distribuir melhor as tensões e ser benéfica para o tratamento protético do maxilar edêntulo. O conceito All-on-Six tem como objetivo maximizar o osso disponível, permitir uma função imediata e evitar procedimentos regenerativos dispendiosos e complexos·

Protocolo Brânemark: O protocolo Brânemark original recomendava quatro fixações de implantes para a restauração de uma maxila reabsorvida e seis fixações de implantes para mandíbulas com reabsorção mínima a moderada. Este protocolo constitui a base para a colocação de implantes na reabilitação protética.

Restauração fixa suportada por implantes (FP-3): A restauração FP-3 substitui as coroas dos dentes naturais e parte do tecido mole. Existem duas abordagens principais: uma restauração híbrida envolvendo dentes de prótese, acrílico e estrutura metálica, ou uma restauração de porcelana e metal. A escolha depende de factores como o espaço interarcos, a linha de transição e a linha do sorriso.

Na fase protética do processo de reabilitação descrito, a moldagem de implantes múltiplos é um passo fundamental. Segue-se uma descrição do procedimento descrito:

Impressão convencional em alginato: Inicialmente, é efectuada uma impressão convencional em alginato da arcada edêntula do paciente. Esta impressão capta o tecido mole e a anatomia geral da boca.

Fabrico de tabuleiros personalizados: De seguida, é fabricada uma moldeira rígida personalizada. Esta moldeira é personalizada de acordo com a boca do paciente e tem uma janela cortada sobre a área onde os implantes estão localizados.

Seleção e colocação de coifas de impressão: Os pilares de cicatrização são removidos e são colocadas coifas de impressão adequadas.

As coifas são selecionadas e colocadas sobre os implantes. Estas coifas são frequentemente unidas intra-oralmente para aumentar a rigidez e melhorar potencialmente a precisão.

Prova da moldeira aberta: A moldeira aberta, com as coifas de impressão fixadas, é experimentada na boca do paciente. Deve ter-se o cuidado de assegurar que as coifas de impressão ficam alinhadas com as janelas da moldeira. Esta configuração permite uma remoção fácil das coifas de impressão, assegurando ao mesmo tempo que estas são suportadas por material de impressão suficiente. As pontas das coifas de impressão devem ser palpáveis através da cera que cobre a janela da moldeira.

Moldagem: A impressão dos implantes é efectuada utilizando silicone de adição (VPS) com diferentes viscosidades. O material de moldagem é cuidadosamente aplicado para captar os pormenores das fixações do implante e dos tecidos circundantes. Todas as coifas de transferência de moldagem são fundidas com resina de padrão DuraLay para garantir a estabilidade durante o processo de moldagem.

Finalização das moldeiras abertas: As moldeiras abertas são finalizadas e as coifas são unidas para manter a sua posição durante o processo de registo da impressão.

Após a impressão com as coifas de impressão colocadas, os passos seguintes na fase protética envolvem o registo da relação do maxilar e o processo de prova.

Eis um resumo do procedimento descrito:

Verificação da dimensão vertical: A dimensão vertical em repouso e em oclusão é verificada utilizando aros oclusais de cera colocados na boca do paciente. É utilizado um divisor para medir tanto a dimensão vertical em oclusão (VDO) como a dimensão vertical em repouso.

Registo do arco facial e relação cêntrica: É estabelecido um registo do arco facial para transferir com precisão a relação espacial do arco maxilar para o articulador. Além disso, é registada a relação cêntrica, que é a posição da mandíbula quando os côndilos estão na sua posição mais anterior-superior contra as eminências articulares das articulações temporomandibulares.

Disposição dos dentes e prova: Os dentes são dispostos nos aros oclusais de cera de acordo com

para as necessidades estéticas e funcionais do paciente. É efectuada uma prova para avaliar a estética, a fonética e a relação oclusal das próteses provisórias

Fabrico da estrutura metálica: Uma vez estabelecida e verificada a dimensão vertical pretendida, é fabricada uma estrutura metálica com base nos aros oclusais de cera e nos registos da relação maxilar do paciente.

Prova de metal: A estrutura metálica é experimentada na boca do paciente para garantir um ajuste correto, estabilidade e conforto. Podem ser efectuados registos interoclusais com a estrutura metálica no local para captar a relação entre os maxilares superior e inferior.

Ajustes finais: Podem ser feitos ajustes adicionais com base nos resultados da prova do metal, tais como aperfeiçoar os contactos oclusais ou modificar a disposição dos dentes.

Verificação da dimensão vertical: A dimensão vertical é novamente verificada utilizando os mesmos procedimentos para assegurar a consistência ao longo do processo. A restauração final foi efectuada com uma camada de cerâmica completa.

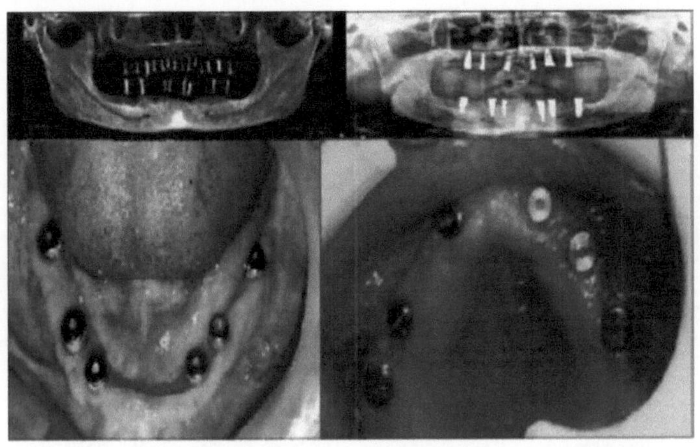

Total de 12 implantes no maxilar (em baixo à direita) e na mandíbula (em baixo à esquerda), OPG após a colocação do implante (em cima à direita), exame CBCT (em cima à esquerda)

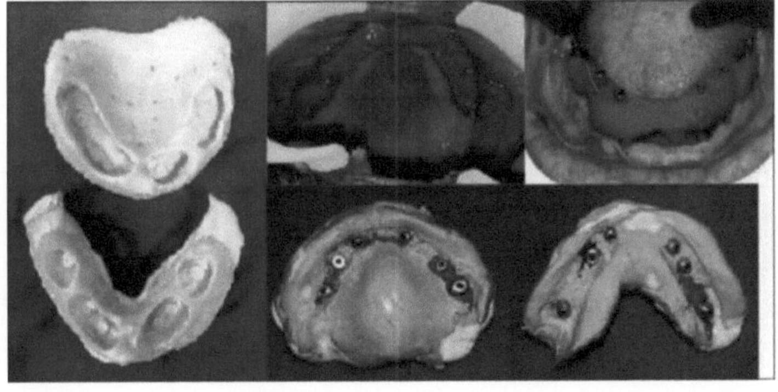

Moldeira aberta fabricada (lado esquerdo), coifas unidas (canto superior direito e centro) e impressão registada no material de impressão de silicone

(canto inferior direito e centro)

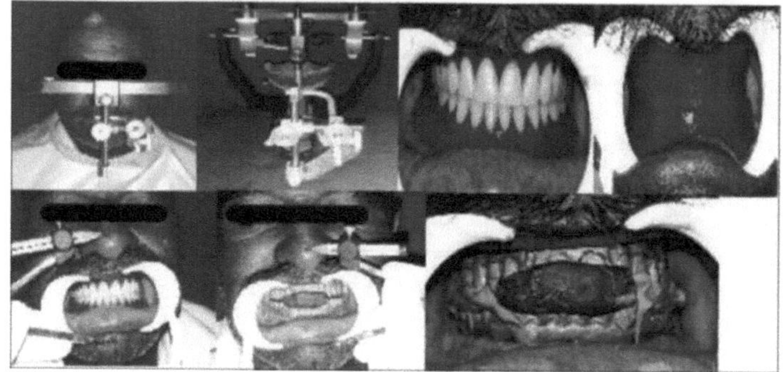

Foi efectuado o registo do arco facial (canto superior esquerdo), foi verificada a dimensão vertical na oclusão (canto inferior esquerdo), foi feita a disposição dos dentes (canto superior direito) e foi feita e verificada a estrutura metálica com a mesma dimensão vertical na oclusão (canto inferior direito)

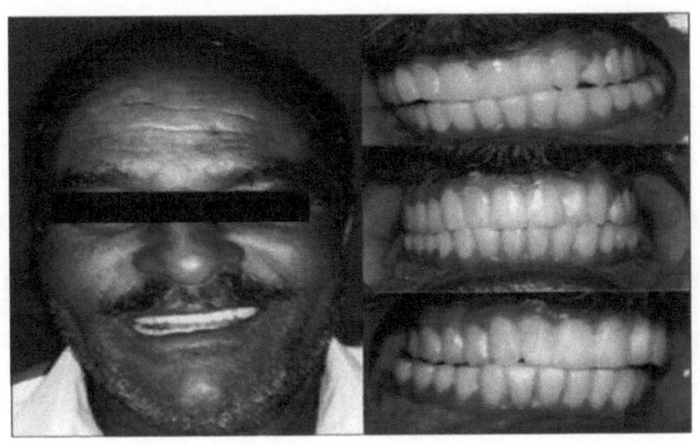

Restauração final com camadas de cerâmica (esquerda), lateral esquerda

(canto superior direito),

oclusão cêntrica (centro direito), lateral

direita (canto inferior direito)

DEFEITO MAXILAR:

<u>Defeitos maxilares</u>: Ocorrem após procedimentos como ablação patológica (remoção de tecido doente), desbridamento químico (limpeza de tecido morto), trauma (lesão) ou reconstruções falhadas (tentativas anteriores de resolver o problema). Estes defeitos podem criar desafios significativos tanto para a cirurgia reconstrutiva como para a reabilitação

protética.

Efeitos da Maxillectomia: A maxilectomia é um procedimento cirúrgico para remover tecido necrótico (morto) do maxilar superior (maxila). No entanto, esta cirurgia pode levar a vários problemas, incluindo dificuldades na mastigação (mastigação), deglutição, fala e aparência (estética).

Classificação de Brown e Shaw: Este sistema de classificação ajuda a categorizar os defeitos maxilares com base no seu tamanho e localização dentro da mandíbula. Ele divide os defeitos em dois componentes:

Componente vertical (I-IV): Indica a extensão da
o defeito num dos lados da mandíbula (defeito unilateral).

Componente horizontal (a-d): Mede o envolvimento do palato (céu da boca) e do alvéolo (parte da mandíbula que contém as cavidades dentárias).

<u>Opções de reconstrução cirúrgica</u>: Existem várias técnicas cirúrgicas disponíveis para reconstruir defeitos maxilares, incluindo:

Enxertos Crestal Onlay: Adição de enxertos de osso ou tecido à crista do maxilar.

Modificações de Osteotomias com Enxertos: Alteração das estruturas ósseas e adição de enxertos. Enxerto Inlay: Enxerto de osso ou tecido no defeito. Retalho microcirúrgico revascularizado: Transferência de tecido de outra parte do corpo com o seu próprio fornecimento de sangue para o defeito.

Desafios dos procedimentos cirúrgicos: Embora existam opções cirúrgicas, estas são frequentemente invasivas e podem ter resultados imprevisíveis. Para além disso, podem não abordar totalmente todos os aspectos da reabilitação.

<u>Reabilitação protética</u>: Nos casos em que a cirurgia

Se a reconstrução não for viável ou bem sucedida, a reabilitação protética torna-se a principal solução. Isto envolve a utilização de dispositivos protéticos para restaurar a função e o aspeto da região maxilar.

Os implantes zigomáticos como alternativa para a reabilitação protética em casos complexos de defeitos maxilares. Os implantes zigomáticos foram introduzidos pela primeira vez pelo sistema Branemark em 1988 e oferecem uma abordagem mais simples em tais situações.

Os implantes zigomáticos são recomendados para pacientes com várias condições, tais como atrofia maxilar, ressecção maxilar, complicações de procedimentos de enxerto, defeitos maxilares congénitos ou adquiridos e quando os implantes endósteos convencionais não podem ser colocados.

Estes implantes estão disponíveis em diferentes comprimentos (de 30 a 52,5 mm) e podem ser rectos ou angulados com uma conexão hexagonal externa. Foram concebidos para passar através de várias camadas de osso cortical na região zigomática, proporcionando estabilidade e comprimento suficiente para a colocação do implante.

A passagem menciona um relatório clínico que demonstra a

reabilitação bem sucedida de um paciente com um tipo específico de defeito maxilar (Brown et al. Classe II c) utilizando uma sobredentadura suportada por implantes zigomáticos. Isto sugere que os implantes zigomáticos podem ser uma solução eficaz para restaurar a função e a aparência em pacientes com defeitos maxilares complexos.

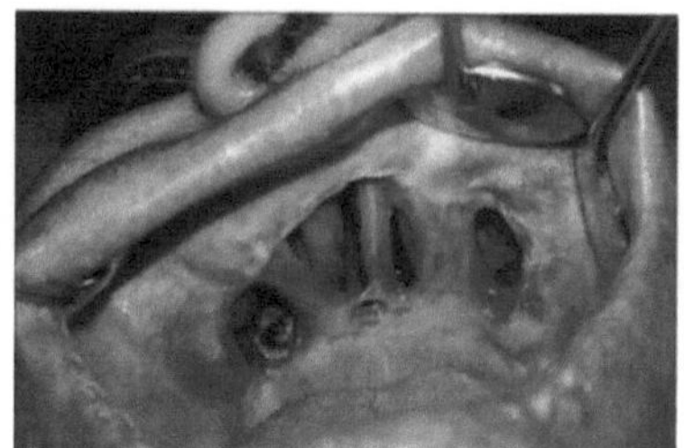
Exame intra-oral

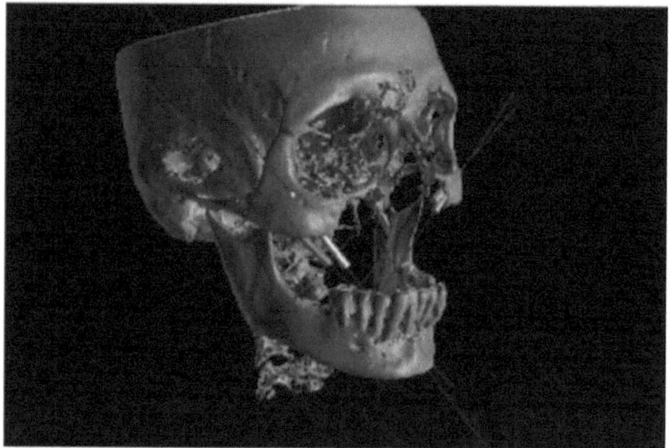
Planeamento do tratamento com o software Blue Sky Bio

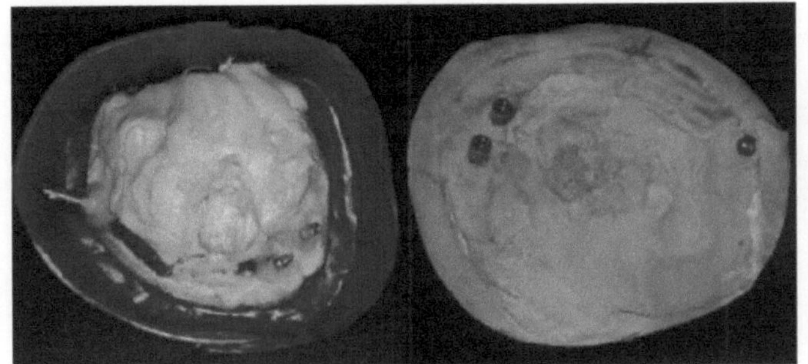

Impressão definitiva e elenco principal

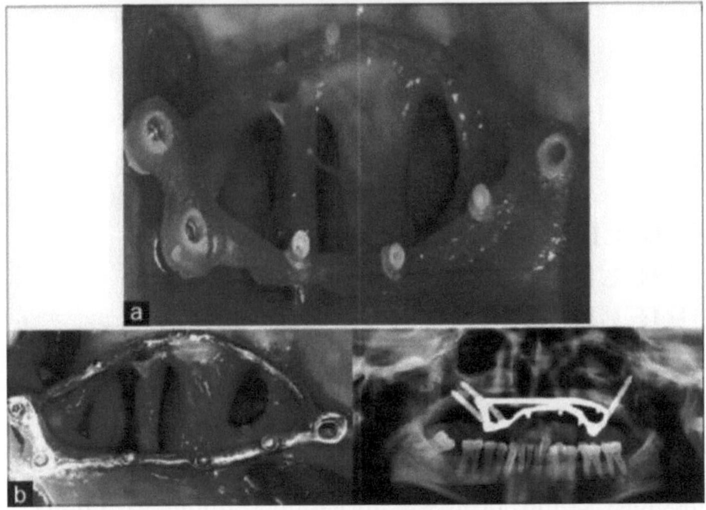

(a) Maquete de estrutura com encaixes PRESICLIX macho (b) Estrutura metálica fundida com encaixes (intra-oral e radiografia)

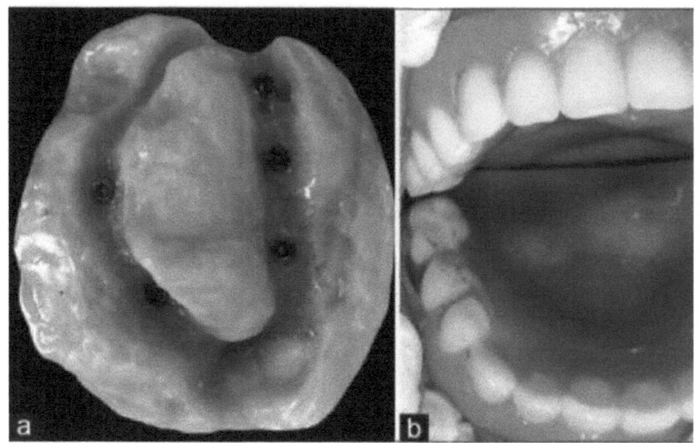

(a) Superfície de entalhe da sobredentadura com encaixes
fêmea incorporados (b) Vista palatina

REABILITAÇÃO DE UM DEFEITO AURICULAR COM UMA PRÓTESE AURICULAR IMPLANTADA

As próteses auriculares suportadas por implantes, também conhecidas como próteses auriculares implanto-retidas ou implanto-suportadas, são um tipo de dispositivo protético utilizado para restaurar orelhas ausentes ou deformadas. Estas próteses são fixadas a implantes que são colocados cirurgicamente no osso do crânio (normalmente o osso temporal) para proporcionar estabilidade e apoio à prótese. Eis um resumo mais pormenorizado:

Indicações: As próteses auriculares suportadas por implantes são normalmente recomendadas para indivíduos com malformações congénitas do ouvido (como a microtia) ou que perderam parte ou a totalidade do ouvido externo devido a traumatismo, cancro ou outras condições. Estas próteses têm como objetivo restaurar a aparência de uma orelha natural e melhorar a qualidade de vida do paciente.

Colocação de implantes: O processo começa com a colocação cirúrgica de implantes dentários no osso do crânio. O número exato e a colocação dos implantes dependem de factores como a anatomia do paciente, a extensão da perda do ouvido e o desenho protético pretendido. Os exames de tomografia computorizada de feixe cónico (CBCT) são frequentemente utilizados para ajudar na colocação precisa dos implantes.

Integração e cicatrização: Após a colocação do implante, ocorre um período de Osseointegração, durante o qual o tecido ósseo se integra na superfície dos implantes. Este processo demora normalmente vários meses e é crucial para garantir a estabilidade e a longevidade dos implantes.

<u>Fabrico de próteses</u>: Quando a osteointegração estiver concluída, inicia-se a fase protética. É efectuada uma impressão da cabeça do paciente e dos tecidos circundantes, que serve de base para o fabrico de uma orelha protética personalizada. A prótese é normalmente fabricada em silicone de grau médico ou noutros materiais biocompatíveis e é cuidadosamente trabalhada para corresponder ao tamanho, forma e cor da orelha natural do paciente.

<u>Fixação e ajuste:</u> A orelha protética é fixada aos implantes utilizando conectores especiais ou ímanes, dependendo do sistema específico utilizado. O protésico trabalha em estreita colaboração com o paciente para garantir o ajuste e o alinhamento corretos, fazendo os ajustes necessários para obter uma aparência natural e um ajuste confortável.

<u>Cuidados e manutenção:</u> Os doentes recebem instruções sobre como cuidar e manter a sua prótese auricular implanto-suportada, o que pode implicar uma limpeza regular e ajustes ou substituições periódicas, conforme necessário.

<u>Benefícios e considerações</u>: As próteses auriculares suportadas por implantes oferecem várias vantagens, incluindo maior estabilidade, durabilidade e estética em comparação com as próteses retidas por adesivos. No entanto, requerem um procedimento cirúrgico para a colocação do implante e podem envolver custos iniciais mais elevados. Além disso, nem todos os pacientes podem ser candidatos adequados a próteses implanto-suportadas devido a factores como uma estrutura óssea inadequada ou problemas médicos.

contra-indicações.

De um modo geral, as próteses auriculares implanto-suportadas podem proporcionar uma solução realista e funcional para indivíduos com deformidades ou deficiências auriculares, ajudando-os a recuperar a confiança e a melhorar a sua qualidade de vida. A colaboração estreita entre as equipas cirúrgicas e protésicas é essencial para alcançar resultados óptimos para os pacientes submetidos a este procedimento complexo e gratificante.

Fase de planeamento do implante

<u>Objetivo</u>: Determinar o local de colocação do implante para

uma prótese auricular.

<u>Método:</u>

Utilização de TC de feixe cónico (CBCT) para um posicionamento preciso dos implantes.

Utilizou como referência uma orelha de dador muito semelhante.

<u>Procedimento em causa:</u>

Fazer uma impressão da orelha do dador utilizando um hidrocolóide irreversível (alginato Zelgan, Dentsply). Criação de um padrão de cera a partir da impressão. Duplicação do padrão de cera em polimetacrilato de metilo autopolimerizável (DPI RR de cura a frio). Adição de marcadores radiográficos ao stent de acordo com os locais de implantação provisórios.

Fixação do stent no doente.

Realização de um exame utilizando um aparelho de CBCT

convencional.

Ajuste do posicionamento do paciente para incluir a região mastoide no campo de visão.

Parâmetros de varrimento adaptados para uma cobertura adequada da área pretendida.

<u>Justificação:</u>
A TCFC convencional não permite efetuar exames da região mastoideia.

Os marcadores radiográficos no stent facilitam a localização exacta dos locais de implantação provisórios.

Resultados: Obteve-se um exame de TCFC com as informações necessárias para o planeamento de implantes, incluindo o posicionamento exato dos locais de implantação provisórios em relação à anatomia do doente.

Proceder à reabilitação protética após a integração bem sucedida dos implantes dentários.

Integração e cicatrização de implantes.

Após a colocação do implante, o doente passa por um período de cicatrização durante o qual ocorre a osteointegração. Este processo demora normalmente vários meses e envolve

a fusão do osso com a superfície do implante, assegurando estabilidade e apoio.

São marcadas consultas de acompanhamento regulares para monitorizar o progresso da cicatrização clínica e radiograficamente. Uma vez confirmada a cicatrização satisfatória, indicando uma integração bem sucedida dos implantes, o paciente é considerado pronto para a fase protética.

Técnica de impressão:

Para registar com precisão as posições dos implantes, é essencial uma impressão precisa dos locais dos implantes. É utilizado material de moldagem de polivinil siloxano, conhecido pela sua estabilidade dimensional e exatidão.

Os soldadores intra-orais são utilizados para unir os pilares de moldagem, assegurando a estabilidade durante a moldagem e evitando qualquer distorção.

É utilizada uma técnica de moldagem de lavagem de massa de vidraceiro de fase única com moldeira aberta ao nível do implante, utilizando uma moldeira personalizada para captar a posição e angulação exactas dos implantes. Isto garante uma réplica exacta das posições dos implantes no molde resultante.

<u>Fabrico da estrutura de barras:</u>

O desenho da estrutura da barra é finalizado com base no molde obtido a partir da impressão. Factores como a oclusão, a estética e os requisitos biomecânicos são cuidadosamente considerados.

Os pilares fundíveis e as barras fundíveis pré-fabricadas são selecionados com base na situação clínica. Estes componentes proporcionam estabilidade e suporte para a prótese.

A liga de crómio-cobalto é escolhida pela sua resistência e biocompatibilidade para fundir a estrutura. A estrutura é então experimentada no paciente para garantir um ajuste passivo e uma função óptima.

Subestrutura acrílica e padrão de cera:

A resina acrílica transparente de polimerização automática é utilizada para fabricar a subestrutura, proporcionando retenção mecânica e suporte para a prótese de silicone.

O padrão de cera da prótese final é criado na subestrutura utilizando uma combinação da técnica da orelha dadora e da escultura à mão livre. Isto envolve moldar e esculpir meticulosamente a cera para imitar os contornos e caraterísticas naturais da orelha em falta.
assegurar o tamanho, orientação e posição corretos antes de prosseguir.

Criação de moldes e embalagem de silicone:

O padrão de cera é investido em etapas para criar um molde de três partes, permitindo o acesso a todas as áreas e eliminando quaisquer cortes inferiores. Este facto facilita a aplicação de sombreados e gradientes de cor para um aspeto semelhante a uma flor.

O silicone à temperatura ambiente, meticulosamente combinado com cores intrínsecas, é utilizado para o fabrico da prótese final. São aplicadas diferentes tonalidades em partes específicas do molde para imitar as variações naturais do tom e da textura da pele.

Assim que o silicone é colocado no molde e deixado a curar, a prótese final é cuidadosamente removida, revelando uma restauração altamente realista que se assemelha muito à orelha natural.

<u>Montagem final e entrega:</u>

A prótese definitiva é colocada no paciente, assegurando o alinhamento, o ajuste e o conforto corretos. São efectuados todos os ajustes necessários para otimizar a adaptação e a estética. O paciente é informado sobre os cuidados e a manutenção da prótese, incluindo instruções sobre limpeza, armazenamento e visitas periódicas de acompanhamento para avaliação. A restauração protética completa é entregue ao paciente, restaurando a função e a estética e melhorando a sua qualidade de vida.

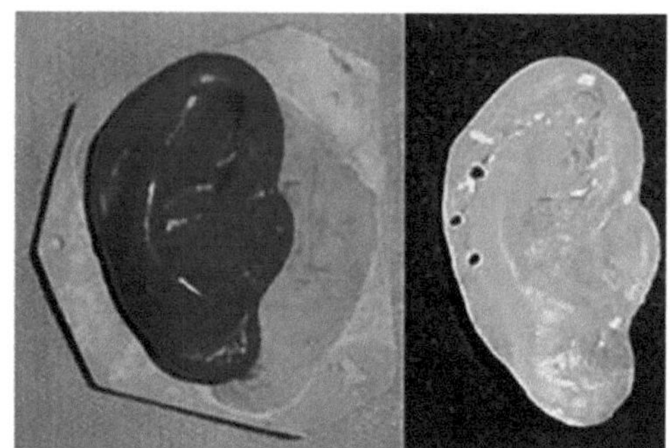
Figura 1: Orelha do dador e stent

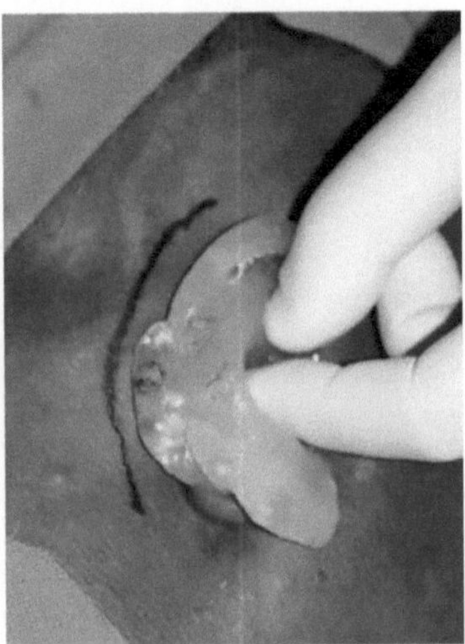

Figura 2: Stent cirúrgico utilizado no momento da cirurgia

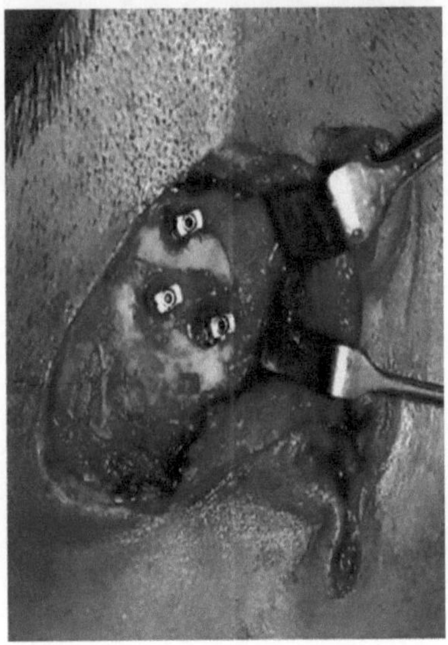

Figura 3: Pós-cirurgia com um poste de impressão como barreira física

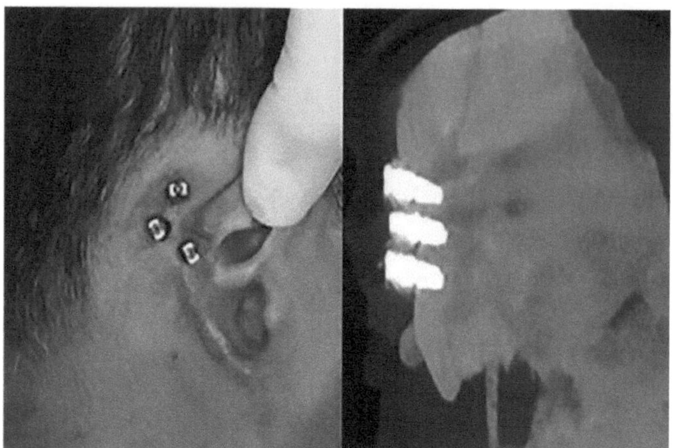

Figura 4: Heling post 3 meses com implantes bem integrados na radiografia

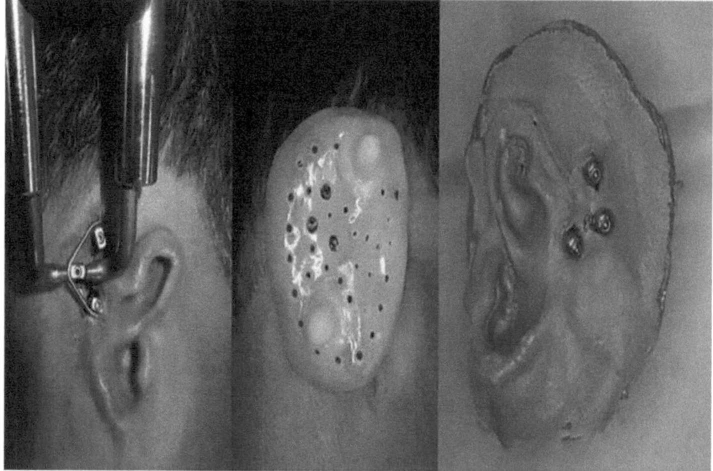

Figura 5: Esplintagem do pilar de moldagem utilizando o soldador intra-oral e realização da moldagem final

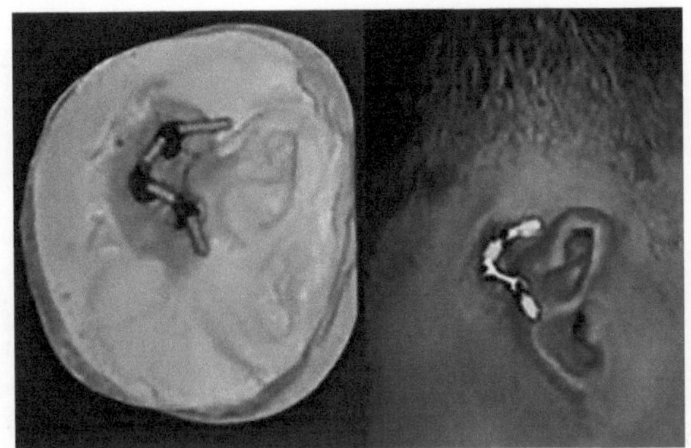

Figura 6: Fabrico da estrutura de barras e aparafusamento no doente

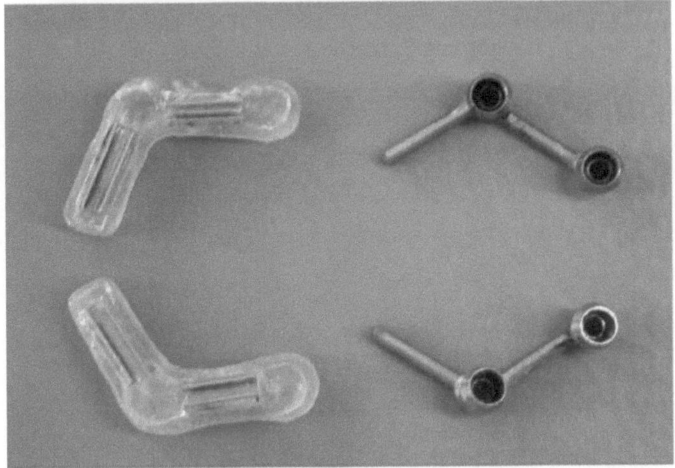

Elementos de retenção da barra e do clip.

OzturkAN, Usumez A, Tosun Z. Prótese auricular retida por implante: Relato de um caso. Jornal Europeu de Medicina Dentária. 2010 Jan;04(01):071-4.

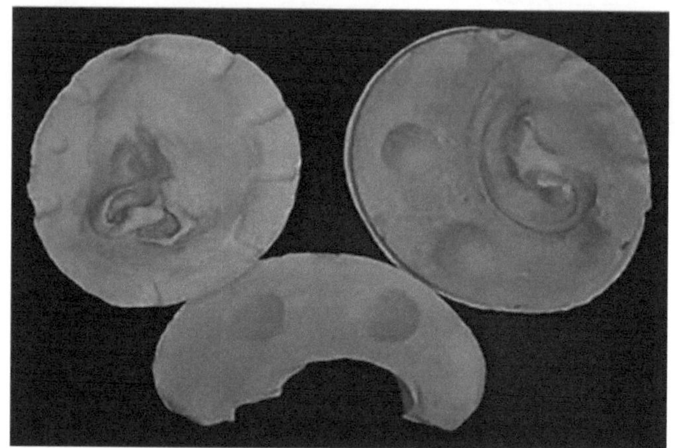

Figura 7: Molde de três partes

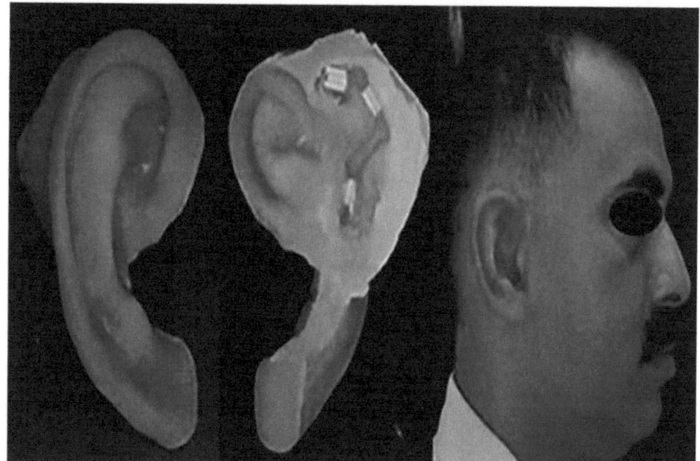

Figura 8: Prótese final fabricada e clipes recolhidos

FASE DE MANUTENÇÃO

O desenho da barra ou da bola requer mais manutenção o desgaste ou a fratura da cabeça de fixação da bola parece ser menos frequente do que no estudo multicêntrico de 5 anos, a substituição dos Orings foi registada em 50% no primeiro ano. Ajustes de clipes e fracturas ocorreram em um terço dos pacientes, respetivamente. Quanto mais curto for o segmento da barra, maior é a probabilidade de ligação à resina acrílica.

Quick s para a manutenção da higiene dos implantes:

Os bisturis metálicos devem ser evitados. Utilizar bisturis de nylon, plástico, carbono ou tesi, concebidos especificamente para a limpeza à volta do implante.

A recolha deve ser feita, no mínimo, de 3 em 3 meses nos primeiros 2 anos. Dependendo da situação, as recolhas podem ser alternadas entre práticas.

Devem ser evitados os scalers ultra-sónicos e sónicos.

Uma tampa de borracha com pasta de dentes, fina

Recomenda-se a utilização de pasta de polimento, pasta de polimento de implantes ou de óxido de titânio. Deve ser evitado um jato profilático.

A sondagem periodontal deve ser efectuada para obter dados de base e quando surgem inflamações e outros sintomas patológicos.

• A mobilidade deve ser verificada em cada visita, se possível.

• A oclusão deve ser avaliada para detetar e corrigir possíveis contactos oclusais traumáticos ou ancinais das relações. Os índices de placa, cálculo e sangramento devem ser avaliados em cada consulta. As instruções de higiene oral devem ser avaliadas e reforçadas ou corrigidas em cada consulta de manutenção da higiene. As radiografias devem ser efectuadas utilizando a técnica do paralelismo para evitar a distorção da imagem.

O controlo da higiene deve começar imediatamente após a cirurgia da segunda fase e o doente deve compreender a importância e a necessidade deste aspeto do tratamento. A manutenção da higiene é fastidiosa e requer um esforço considerável, especialmente quando o doente tem uma prótese ancorada. Após a ligação do pilar à estrutura, forma-se um sulco entre o pilar e a mucosa. Um bom controlo da placa bacteriana é importante para evitar complicações nos tecidos moles, como a gengivite. O desafio também envolve decisões sobre os vários instrumentos Ingene disponíveis. Cada paciente pode não necessitar de todos os dispositivos, mas a taxa de dispositivos é selecionada para satisfazer as necessidades específicas do paciente. Devemos ajudar a avaliar e selecionar os dispositivos que melhor se adequam às necessidades individuais. As escovas de dentes estão disponíveis numa variedade de tamanhos, formas e texturas. Uma escova de dentes de cerdas macias é uma ajuda eficaz para a limpeza de áreas facilmente acessíveis do pilar e/ou da prótese. tem uma escova totalmente pré-curvada ou modificar uma escova existente. Aplique uma fonte de calor no pescoço da escova de dentes até o plástico ficar maleável. A parte com tufos é dobrada num ângulo agudo em relação ao cabo. Esta curvatura pode ajudar a obter acesso à superfície lingual, muitas vezes difícil. As cerdas de uma escova de dentes podem ser aparadas para criar uma cabeça mais curta com menos filas de cerdas. Em conjunto com o ângulo dobrado, a escova pode ser útil para uma prótese com uma grande área de superfície para limpar. Também pode ser utilizada uma escova de dentes com tufos terminais. Este tipo de escova de dentes tem menos cerdas numa cabeça curta. Como fabricada,

A escova de dentes pode ser ideal para facilitar o acesso a áreas mais pequenas e à área lingual O fio dentário é um importante auxiliar de higiene e está disponível em vários tipos de fio Um tipo diferente de fio dentário está disponível com uma combinação de fios de texto, chamado Super Floss. Ach Este último é um instrumento rotativo com várias pontas de escova para imas facilmente decodificáveis podem beneficiar os doentes com menos destreza manual. Uma gaze 2x2 ou uma rede de nylon também pode ser utilizada como auxiliar de higiene. A gaze é cortada em comprimentos utilizáveis e pode ser passada através de um ou para áreas proximais, como da face para a lingual. A gaze é utilizada num movimento de vaie-vem em "sapato-brilhante" e utilizada para limpar a superfície gengival da prótese, bem como as superfícies dos pilares adjacentes. A manutenção da higiene dos pilares para próteses sobredentadas pode diferir consoante o desenho do encaixe. Se os pilares forem de fixação fixa com magnetismo, o procedimento necessário pode limitar-se à utilização de uma escova de cerdas macias. O fecho do fach e todas as superfícies são facilmente acessíveis, uma vez que a prótese é amovível. A solução de clorexidina pode ser prescrita como enxaguamento, mas tem possíveis efeitos secundários que devem ser observados antes da utilização de rotina. Os efeitos adversos incluem uma possível coloração dos dentes e/ou da prótese, a possibilidade de aumento da formação de cálculos e uma possível alteração na perceção do sabor. Outros enxaguamentos incluem água salgada e elixires bucais que ajudam a reduzir a acumulação de placa bacteriana, como o Viadent (Vipoint, Inc., Fort Collins, Colardo). O principal objetivo ao utilizar qualquer dispositivo mecânico ou enxaguamento especial é a manutenção de uma superfície do pilar exposta limpa e sem placa bacteriana. Se a manutenção da higiene for deficiente, é aconselhado o encerramento "permanente" dos canais da prótese. Rever os procedimentos

de higiene com o paciente e indicar-lhe que o paciente deve
ser colocado num período de recobro de três meses:

<u>Papel do doente:</u>

1. Controlo da placa bacteriana de 85%+.

2. Utilização de escovas interdentais (ID), manuais e
   motorizadas (Proxa-Brush, Oral-B Brah Rota-Dent, Sonic).

3 Mergulhar a escova em clorexidina, 0,12% (Peridex,
Periogard)

4 Utilização de fios dentais, fios, fitas, embebidos em
clorexidina (Super-los, Perie-lions, C Ploss) realizada à noite
antes de se deitar se o paciente tiver materiais da cor dos
dentes, compósitos e embebidos em clorexidina.

PRÓTESE

1) Verificar a eficácia do controlo da placa bacteriana (85%)

2) Verificar se existem alterações inflamatórias

3) Se a patologia estiver presente, sondar suavemente com uma sonda de plástico (Sensor)

4) . Escalar apenas supragengivalmente (ou ligeiramente subgengivalmente) com Impla-Care, Implant

Prophy+, ou Steri-Oss Graphite Scaler.

5) . Verificar a existência de problemas como uma infraestrutura solta, um parafuso partido, um ponto sensível, etc.

6.) Não é necessário efetuar uma sondagem se não existir qualquer patologia.

Função clínica:

1. Verificar o doente de 3 em 3 ou de 4 em 4 meses

2. Verificar a eficácia de 85% do controlo da placa bacteriana

3. Expor radiografias a cada 12 a 18 meses se não houver patologia, e conforme necessário se houver patologia.

4. Se a supraestrutura for recuperável, remova-a e limpe-a

com um aparelho de ultra-sons a cada 18 a 24 meses (remova
e limpe também o pilar).

5. Se o implante precisar de reparação, desgranular,
   desintoxicar e enxertar com regeneração óssea guiada
   (ROG), se necessário.

6. Esperar 10 a 12 semanas antes de voltar a colocar o
   implante em pleno funcionamento. Verificar se o implante
   precisa de ser reparado.

Documentar todos os procedimentos e dados:

O paciente deve ser chamado de volta duas semanas após o
selamento temporário. Planeje este tempo, verifique a
adaptação da prótese e avalie quaisquer problemas que eles
tenham afrouxado o parafuso de ouro. Após a consulta de
retorno, aguardar aproximadamente até à próxima consulta de
retorno. Este lapso de tempo permite que o paciente tenha
tempo para funcionar e um novo regime de higiene. Avaliar o
nível de manutenção e efetuar uma revisão adicional O
calendário de revisões é o seguinte: 3 vezes por mês, 3 vezes
por mês, 6 vezes por mês e no final do parto. Após o primeiro

ano, o calendário de revisões é anual e, em seguida, um calendário mínimo de revisões é de 7 e 12 anos, para monitorizar a integridade da prótese, o controlo da placa bacteriana e as análises radiográficas 12 meses após a verificação dos níveis ósseos. As consultas de revisão devem incluir os seguintes elementos: Exame oral: Questionar qualquer anormalidade, desconforto, problema musicatório e problemas funcionais da prótese. No período de 18 meses após a cirurgia de coloração, o osso ainda está a cicatrizar, pelo que quaisquer hábitos anormais, como o bruxismo, devem ser verificados e monitorizados. Se existir um problema, deve ser efectuado um tratamento imediato.

<u>Exame intra-oral</u>:
Verificar o estado de manutenção da higiene, a formação de bolhas anormais, a hemorragia gengival e o estado dos tecidos peri-implantares. Avaliar cuidadosamente cada indivíduo, uma vez que os índices convencionais dos tecidos moles podem não ser fiáveis na situação dos implantes. Verificar a oclusão e reforçar os procedimentos de controlo da placa bacteriana

<u>Exame radiográfico:</u>

Verificar a densidade óssea nos locais de fixação e monitorizar a perda óssea marginal. Com uma boa radiografia paralela, a perda óssea marginal é medida utilizando as roscas de fixação como referência; as roscas são maquinadas em intervalos de 0,5 mm descritos, a perda óssea marginal pode variar de 1,0 a 1,5 mm verticalmente no ano. Verificar também o ajuste entre o pilar e o dispositivo de fixação e verificar a existência de fratura do dispositivo de fixação Após o primeiro ano, a perda óssea estimada por ano é inferior a 0,05

0,1 min e de prognóstico previsível a longo prazo, as radiografias são efectuadas aquando da ligação do pilar e da inserção da prótese; seguimento de um ano. Após a recolha de 20 anos, as radiografias são efectuadas de cinco em cinco anos. Este calendário PROSTHESI não está limitado, pelo que, se existir algum problema, pode ser efectuada uma radiografia para ajudar a avaliar a situação

CONCLUSÃO

A implantologia dentária oferece oportunidades únicas para soluções protéticas personalizadas com base nas necessidades psicológicas e anatómicas dos pacientes. Ao contrário da medicina dentária tradicional, em que as restaurações se baseiam apenas nos pilares naturais existentes, os implantes permitem a criação de bases de fundação adicionais. No entanto, uma abordagem de tamanho único aos implantes pode levar a falhas cirúrgicas e protéticas repetidas. Educar os pacientes sobre as várias opções de prótese é crucial para garantir a sua satisfação. O sucesso do tratamento em implantologia dentária depende de uma discussão aprofundada e da determinação da prótese pretendida, seguida de uma abordagem de tratamento organizada. As cinco opções protéticas de Misch fornecem uma estrutura para a conceção de restaurações suportadas por implantes, desde fixas a removíveis, com base na extensão da substituição de tecido e no tipo de suporte necessário. Em última análise, a conceção da prótese sobre implantes deve imitar inicialmente as restaurações tradicionais suportadas por dentes, permitindo o estabelecimento de implantes e um tratamento adaptado para alcançar o resultado pretendido.

REFERÊNCIA

1) Dewan SK, Arora A, Sehgal M, Khullar A. "Implant failures: A broaderperspective". JDent Implant 2015; 5:53-9.

2) Adell R. "Resultados clínicos dos implantes osseointegrados
apoio a próteses fixas em
maxilares edêntulos", J Prosthet Dent 1983;50:251-4.

3) Palmer, R. (1999). Implantes dentários: Introdução aos implantes dentários. BritishDentalJournal, 187(3), 127-132.

4) Pita MS, Anchieta RB, Barão VAR, Garcia IR, Pedrazzi V, Assunção WG. Plataformas protéticas em Implantodontia. Jornal de Cirurgia Craniofacial. 2011Nov;22(6):2327-31.

5) Palmer, R. (1999). Implantes dentários: Introdução aos implantes dentários. BritishDentalJournal, 187(3), 127-132.

6) 3 Tipos de Próteses Suportadas por Implantes Dentários | Needham, Bedford, Franklin, MA

[Internet]. Disponível em:
https://chestnutdental.com/blog/3- tipos-de-prótese-suportada-por-implantes-dentários

7) Misch CE. Contemporary implant dentistry. St. Louis: Mosby Elsevier; 2008

8) Linkow LI. Uma história da Implantologia [Internet].

www.jaypeedigital.com. jaypee; 2010 [citado 2024 18 de março].

9) Rajan M, Gunaseelan R. Fabrico de uma prótese de implante cimentada e aparafusada. O Jornal de Medicina Dentária Protética. 2004 Dez;92(6):578-80

10) Stievenart M, Malevez C. Reabilitação de maxila totalmente atrofiada por meio de quatro implantes zigomáticos e prótese fixa: um acompanhamento de 6-40 meses. 2010 Abr 1;39(4):358-63.

11) Ferreira EJ, Kuabara MR, Gulinelli JL. Conceito "All-on- four" e carga imediata para reabilitação simultânea da maxila e mandíbula atróficas com implantes convencionais e zigomáticos. British Journal of Oral andMaxillofacial Surgery. 2010 Abr;48(3):218-2

12) Antonio D, Pasquale P, Ferrari F, Trevisiol L, Francesco NP. Reabilitação protética suportada por implantes Zygoma de um paciente após maxillectomia bilateral subtotal. Jornal de Cirurgia Craniofacial. 2013 Mar;24(2):e159-62

13) Kan JYK, Rungcharassaeng K, Deflorian M, Weinstein T, Wang HL, Testori T. Colocação imediata de implantes e provisionalização de implantes unitários anteriores maxilares. Periodontologia 2000. 2018 Fev 25;77(1):197-212.

14) Proussaefs P, AlHelal A. A prótese combinada: Uma prótese implanto-suportada recuperável, cimentada e aparafusada, concebida digitalmente. O

JournalofProsthetic Dentistry. 2018 Abr;119(4):535-9.

15) Ozaki H, Sakurai H, Yoshida Y, Yamanouchi H, Iino M. Reabilitação oral de doentes com cancro oral utilizando próteses maxilares suportadas por implantes zigomáticos com encaixe magnético: Três relatos de casos. Relatos de casos em medicina dentária. 2018 Sep 16;2018:1-5.

16) Mittal S, Agarwal M, Chatterjee D. Reabilitação da Maxila Posterior com Obturador Suportado por Implantes Zigomáticos. Relatos de casos em medicina dentária. 2018;2018:1-4.

17) Wolfart S, Yilmaz B. Uma técnica para facilitar as impressões de implantes em moldeira aberta. O Jornal de Dentisteria Protética. 2019

Out;122(4):417-9

18) Choi JW, Lee JJ, Bae EB, Huh JB. Prótese dentária fixa suportada por implantes com um sistema protético de implantes microlocking: Um relatório clínico. O Jornal de Odontologia Protética. 2020 Jan 1;123(1):15-9

19) Goodacre CJ, Bernal G, Rungcharassaeng K, et al. Complicações clínicas dos implantes e da prótese sobre implantes. J Prosthet Dent. 2003;90:121-132.

20) Naert I, Quirynen M, Theuniers G, et al. Aspectos protéticos dos acessórios Osseointegrados suportados por sobredentaduras: um relatório de 4 anos. J ProsthetDent. 1991;65:671-680

21) Block, M. S. (2019). Implante único Tratamento. Oral and MaxillofacialSurgery Clinics of North America, 31(2), 251-258. doi:10.1016/j.coms.2018.12.004

22) Branemark P-I. Introdução à osseointegração. Capítulo 1. Em: BranemarkP-I, Zarb G, Albrektsson T, editores. Tissue- integrated prostheses-osseointegration in clinical dentistry. Chicago: Quintessence; 1985. p. 1176.

23)Davies JE. Modelação in vitro da interface osso/implante. Anat Rec 1996;245(2):426-45.

24) Dr. Amritha Chandran, Dr. Sunil Dhaded

PROCEDIMENTO DE COLOCAÇÃO DE
IMPLANTES - UMA ETAPA VS DUAS ETAPAS
Volume 4, Número 1, Annals ofClinical Prosthodontics

25)Esposito M, Grusovin MG, Chew YS, Coulthard P,
Worthington HV. Intervenções para substituição de
dentes perdidos: colocação de implantes em 1 versus 2
fases. Base de dados Cochrane de revisões sistemáticas.
2009(3). PMID: 19588400

26) DeAngelo SJ, Kumar PS, Beck FM, Tatakis
DN, Leblebicioglu B. Earlysoft tissue healing around
one-stage dental implants: clinical and microbiologic
parameters. Jornal de periodontologia. 2007

Out;78(10):1878-86.

27)) Schwarz, Frank; Sanz-Martín, Ignacio; Kern, Jaana-
Sophia; Taylor, Thomas;Schaer, Alex; Wolfart,

Stefan; Sanz, Mariano (2016). Protocolos de carga e
restaurações suportadas por implantes propostos para a
reabilitação de maxilares parcial e totalmente edêntulos.
Relatório de consenso da Fundação Camlog. Investigação
clínica sobre implantes orais,

28)   OStman PO. "Carga imediata/precoce
de implantes dentários. Documentação clínica e apresentação
de um conceito de tratamento".
Periodontol

29) Sennerby L, Meredith N. Análise da frequência de ressonância:
medir a estabilidade e a osteointegração dos implantes. Compend ContinEducDent. 1998;19(5):493-498, 500, 502; quiz 504

30) Konstantinovic VS, Ivanjac F, Lazic V, et al. Avaliação da implantabilidade através da análise da frequência ressonante. Military Med Pharm J Serbia. 2015;72(2):169

31) Truhlar RS, Morris HF, Ochi S, et al. Segundo Falhas de estágio relacionadas com a qualidade óssea em pacientes que recebem implantes dentários endósseos: Relatório intercalar do DICRG n.º 7. Grupo de Investigação Clínica de Implantes Dentários. Implant Dent. 1994;3:252-255.

32) Shugars DA, Bader JD, White BA, et al.
Taxas de sobrevivência de dentes adjacentes a espaços edêntulos posteriores tratados e não tratados. J Am Dent Assoc. 129:1085.

33) Rissin L, House JE, Conway C, et al. Effect of age and removable partial dentures on gingivitis and periodontal disease (Efeito da idade e das próteses parciais amovíveis na gengivite e na doença periodontal). J Prosthet Dent. 1979;42:217-223.

34) Sandhu P. Técnicas para descobrir um implante - Lança Educação [Internet] .\ www.speareducation.com. [citado 2024 mar 12].

Disponível em:
https://www.speareducation.com/spear-
review/2017/12/how-to-uncover-an-implant-101

35) Romanos GE, Belikov AV, Skrypnik AV, Feldchtein FI, Smirnov MZ, Altshuler GB. Revelação de implantes dentários utilizando uma nova tecnologia termo-opticamente alimentada (TOP) com arrefecimento do ar dos tecidos. Lasers em Cirurgia e Medicina. 2015 Abr 28;47(5):411-20

36) Vere JW, Deans RF. Overdentures suportadas por dentes e retidas por ímanes: uma revisão. Dent Update 2009; 36(5): 305-310

37) Richi MW, Kurtulmus-Yilmaz S, Ozan O. Comparação da exatidão de diferentes técnicas de impressão

38) Martinez-Rus F, García C, Santamaría A, Ozcan M, Pradies G. Precisão de [8] moldes definitivos utilizando 4 técnicas de moldagem ao nível do implante num cenário de sistema multiimplante com diferentes angulações de implante e níveis de alinhamento subgengival. Implant Dent. 2013;22(3):268-76

39) Papaspyridakos P, Vazouras K, Chen YW, Kotina E, Natto Z, Kang K, et al. Digital

[33] vs impressões convencionais de implantes: Uma revisão sistemática e meta-análise. JProsthodont Off J Am Coll Prosthodont. 2020;29(8):660-78.

40) Wee AG. Comparação de materiais de impressão para

implantes diretos multi-implantares
impressões. [36] J Prosthet Dent. 2000;83(3):323-31.

41)Donovan TE, Chee WWL. Uma revisão dos materiais de impressão contemporâneos e
[37] técnicas. Dent ClinNorth Am. 2004;48(2):vi-vii, 445-70.

42)	O Glossário de Termos de Dentisteria Protética:
Nona edição. J Prosthet D

43) Holst S, Blatz MB, Bergler M, Goellner M, Wichmann M. Influência do material de impressão e do tempo na precisão tridimensional das impressões de implantes. Quintessence Int. 2007;38(1):67-73.

44) Pawar DrNN, Karkar DrPA. Protocolo de carga em implantologia dentária: Uma revisão. Jornal Internacional de Ciências Dentárias Aplicadas [Internet]. 2020 Jul 1 [cited 2023Oct 24];6(3):578-87

45) Pawar DrNN, Karkar DrPA. Protocolo de carga em implantologia dentária: Uma revisão. Jornal Internacional de Ciências Dentárias Aplicadas [Internet]. 2020 Jul 1 [cited 2023Oct 24];6(3):578-87

46) Lepidi, L.; Galli, M.; Suriano, C.; Ruggiero, G.;

Calabrese, L.; Li, J.; Venezia, P. Planeamento digital de um pilar de cicatrização CAD-CAM personalizado para condicionamento dos tecidos moles no momento da colocação do implante: Uma perspetiva digital e clínica diferente na reabilitação de implantes molares. J. Osseointegr. 2022, 13 (Suppl. 4), S305-S310.

47) Suphangul, S.; Rokaya, D.;
Kanchanasobhana, C.; Rungsiyakull, P.; Chaijareenont, P. Biomaterial PEEK em restaurações provisórias de implantes a longo prazo: Uma revisão. J. Funct. Biomater. 2022, 13, 33.

48) Ionescu, R.N.; Totan, A.R.; Imre, M.M.;T, âncu,
A. M.C.; Pantea, M.; Butucescu, M.; Farcas,iu, A.T. Materiais protéticos utilizados em restaurações suportadas por implantes e as suas interações bioquímicas orais: Uma Revisão Narrativa. Materials 2022, 15, 1016.
49) Papathanasiou, I.; Kamposiora, P.; Papavasiliou,
G.; Ferrari, M. A utilização de PEEK em protética digital: Uma revisão narrativa. BMC Oral Health 2020, 20,217.

50) Beretta, M.; Poli, P.P.; Pieriboni, S.; Tansella, S.; Manfredini, M.; Cicciù, M.; Maiorana, C.
Condicionamento dos tecidos moles peri-implantares através de um pilar de cicatrização personalizado: Um ensaio clínico controlado e aleatório. Materiais 2019, 12,3041.
51) Bezerra, F.J.B.; Araujo, F.M.; De Oliveira,

G.J.P.L.; Ghiraldini, B. Aplicação clínica do pilar de cicatrização PEEK personalizável. Relato de um caso clínico. J. Multidiscip. Dent. 2020

53) Sarfaraz, H.; Rasheed, M.N.; Shetty, S.S.; Prabhu, U.M.; Fernandes, K.; Mohandas,
S . Comparação da Resistência de Ligação da Resina Composta à Zircónia e da Resina Composta à Poliéter Éter Cetona: Um Estudo In Vitro. J. Pharm. Bioallied Sci. 2020, 12 (Supl. 1), S504-S509.

54) Hassan, M.; Asghar, M.; UdDin, S.; Zafar,
M. S. Capítulo 8 - A garrafa térmica Materiais à base de polimetacrilato para Aplicações dentárias

55) Grumezescu, V., Grumezescu, A.M., Eds.; Elsevier: Amesterdão, Países Baixos, 2019; pp. 273-308. Farcas,iu, A.T. Materiais protéticos utilizados para restaurações suportadas por implantes e as suas interações orais bioquímicas: A Narrative Review (Uma revisão narrativa). Materials 2022, 15, 1016.

57) de Sá, J.; Vieira, F.; Aroso, C.M.; Cardoso, M.; Mendes, J.M.; Silva, A.S. A Influência do pH da saliva na resistência à fratura de três resinas acrílicas para base de prótese total. Int. J. Dent. 2020, 2020, 8941876.

58) Nistor, L.; Gradinaru, M.; Rîca, R.; Maras, escu, P.; Stan, M.; Manolea, H.; Ionescu, A.; Moraru, I. Zirconia Use in

Dentistry-Manufacturing and Properties. Curr. Health Sci. J. 2019, 45, 28-35.

59) Bona, A.D. Colagem de cerâmica: Evidências Científicas para a Clínica Odontológica; Editoria Artes Médicas Ltda: São Paulo, Brasil, 2009.

60) Sundh, A.; Molin, M.; Sjogren, G. Resistência à fratura de pontes de cerâmica total de zircónia parcialmente estabilizada com óxido de ítrio após revestimento e teste de fadiga mecânica. Dent. Mater. 2005, 21, 476-482.

61) Zhou, X.; Huang, X.; Li, M.; Peng, X.; Wang, S.; Zhou, X.; Cheng, L. Desenvolvimento e estado dos compósitos de resina como materiais de restauração dentária. J. Appl. Polym. Sci. 2019, 136,48180

62) ljohani MS, Bukhari HA, Mayar Alshehri, Alamoudi A. Precisão dos diferentes materiais utilizados para fabricar um gabarito de verificação de próteses dentárias completas fixas suportadas por implantes: Um estudo in vitro. Cureus. 2022 Set 30

63) Kan JY, Rungcharassaeng K, Bohsali K, Goodacre CJ, Lang BR: Métodos clínicos para avaliar a adaptação da estrutura do implante. J Prosthet Dent. 1999, 81:7-13.10.1016/s0022-3913(99)70229-5

64) Stepan Papazian; Steven M. Morgano (1998). Utilização de

tiras de alumínio para fabricar um gabarito de modificação para uma prótese parcial fixa suportada por implantes. , 79(3), 350-352.

65) Rilo, B., da Silva, J. L., Mora, M. J., & Santana, U. (2008). Diretrizes para a oclusão

em próteses implanto-suportadas. Uma revisão. International Dental Journal, 58(3),139-14

66) Stepan Papazian; Steven M. Morgano (1998). Utilização de tiras de alumínio para fabricar um gabarito de verificação para uma prótese parcial fixa suportada por implantes. , 79(3), 350352.

67) Pow, E.H.N.; McMillan, A.S. Um pilar de cicatrização de implantes modificado para otimizar os contornos dos tecidos moles: Um relato de caso. Implant Dent. 2004, 13, 297-300

68) Davies, S. J., Gray, R. J. M., & Young, M. P. J. (2002). Boas práticas oclusais no fornecimento de próteses implanto-suportadas. British Dental Journal, 192(2), 79-88

69) Ali G, Mathew A, Joseph S, Thomas A, Melwin A, Abraham, et al. The journal of PROSTHETIC AND IMPLANT DENTISTRY Official Publication of Indian Prosthodontic Society Kerala State Branch ATTACHMENT SYSTEMS IN OVERDENTURE THERAPY: A REVIEW. 2023 [citado 2023 Out 23]

70) Daou, E.E. Stud attachments para as sobredentaduras

implanto-suportadas mandibulares: Complicações protéticas. Uma revisão da literatura.Saudi Dent.J. 2013, 25, 53-60

71) Winkler S. Essentials of complete denture prosthodontics. segunda edição, Índia: AITBSpublishers; 2009

72) Fixação resiliente universal: Permitem quase todos os tipos de movimentos, proporcionando 95% de alívio de carga aos implantes de suporte. Shafie HR. Manual clínico e laboratorial de

Sobredentadura com implantes. Lowa, EUA: Blackwell Publishing Company; 2007

73) Preiskel HW. Overdentures Made Easy - A Guide to Implant and Root Supported Prostheses. Londres, Reino Unido: Quintessence Publishing Company Limited; 1996

74) Büttel AE, Bühler NM, Marinello CP. Fixação por localizador ou bola: Um guia para a tomada de decisões clínicas. Sociedade de Medicina Veterinária 2009;119:901-18

75) Jiménez-Lopez V (1999) Reabilitação oral com próteses implanto-suportadas. Em Implant supported mandibular overdenture Chicago, Berlin, London, Paris: Quintessence publishing Co, EUA

76) Gillings BR, Samant A.Overdentureswith fixação magnética. Dent Clin North Am 1990 Oct;34(4):683-709

77)Zhang RG, Hannak WB, Roggensack M, Freesmeyer WB. Caraterísticas de retenção do AnkylosSynCone cónico sistema de coroa sobre utilização a longo prazo in vitro. Eur J P2008 Jun;16(2):61-6

78)Mirchandani B, Zhou T, Heboyan A, Yodmongkol S, Buranawat B. Aspectos biomecânicos de vários acessórios para próteses sobre implantes: A Review. Polymers. 2021 Sep 24;13(19):3248

79)Brunski John B. Aspectos biomecânicos dos implantes regulares e zigomáticos inclinados. In:Aparicio C, editor. A abordagem guiada pela anatomia. Berlim: Ed. Quintessência, 2012: : 25-45

80) Tapabrata Paull,Reabilitação protética com implante pterigoide Journal of Pharmaceutical Negative Results Volume 13 ¡ Número especial 5 ¡ 2022-80

81) Rilo, B., da Silva, J. L., Mora, M. J., & Santana, U. (2008). Diretrizes para a estratégia de oclusão em próteses implanto-suportadas. Uma revisão. International Dental Journal, 58(3),139-14

82) Davies, S. J., Gray, R. J. M., & Young, M. P. J. (2002). Boas práticas oclusais no fornecimento de próteses implanto-suportadas. British Dental Journal, 192(2), 79-88

83) Bhandari J, Adhapure P, Barve NN, Baig N, Jadhav V, Vispute S. Reabilitação total da boca com próteses fixas

suportadas por implantes. Medicina Dentária Clínica Contemporânea [Internet]. 2020 [citado 2021 Jul 7];11(2):199-2021

84) Ozturk AN, Usumez A, Tosun Z. Prótese auricular retida por implante: Relato de um caso. Jornal Europeu de Medicina Dentária. 2010 Jan;04(01)

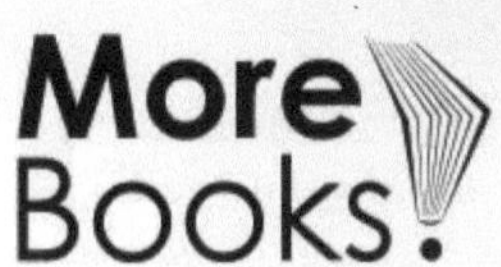

More
Books!

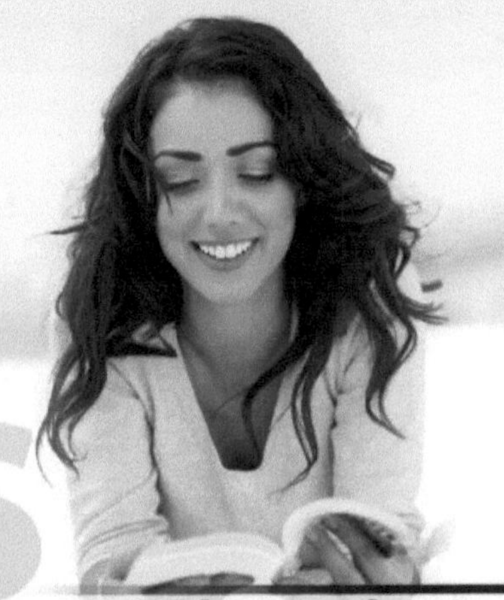

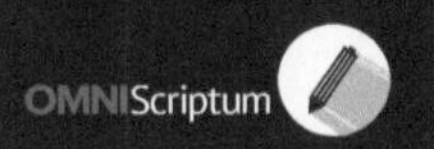

info@omniscriptum.com
www.omniscriptum.com
OMNIScriptum

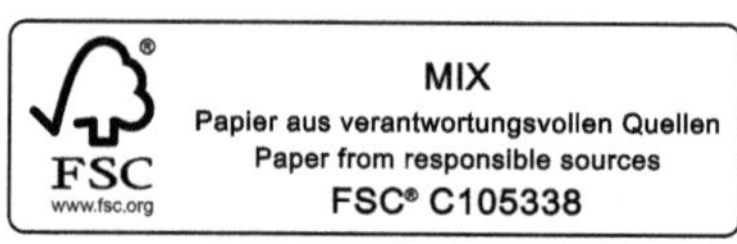

Printed by Books on Demand GmbH, Norderstedt / Germany